岩波メソッド
幸せ脳トレーニング

岩波邦明　押田あゆみ

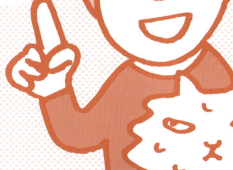

幻冬舎

岩波メソッド
幸せ脳トレーニング

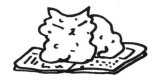

はじめに

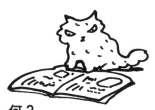

『幸せ脳トレーニング』(幸トレ)って、何?

　こんにちは、「岩波メソッド　幸せ脳トレーニング」開発者の岩波邦明です。
　本書『幸せ脳トレーニング』では、4つの柱をベースに、幸せをつかめる脳を作るためのトレーニングを行っていきます。

　そもそも、「幸せ脳」とは何でしょうか?
　それは、環境に適応し、問題を解決できる脳のことです。
　誰かと会った時に、相手の顔、会社名はわかるけれども名前が出てこなくて、話を合わせるのに苦労した、といった経験はありませんか?
　これは、「幸せ脳」の状態ではないと言えます。
　環境に適応するとは、例えば毎日会う会社・取引先の人の名前や部署を覚え、挨拶がスムーズにできたり、ご近所の行事を忘れずにうまく関係を保っていけたり、初めて会った人ともうまくコミュニケーションがとれて打ち解けられたり、突然トラブルに見舞われた時でも前向きな気持ちで解決に導ける、などといったことです。
　こうした、自分をとりまく環境にきちんと適応できた時、ストレスが消え、人の脳は幸せを感じます。
　つまり、「幸せ脳」の力とは、「世の中(環境)への対応力、適応力」とも言い換えられるのです。
　人の脳には、大脳新皮質という、環境により良く対応するための部位があります。この部位は、判断や合理的思考、言語などを司(つかさど)っています。
　また、環境が脳の神経回路の形成において、影響を与えることもわかっています。
　つまり、人間が社会で生きていくために必要な能力を高め、周りの環境により良く適応できるようになると、脳は強化され、さらに大きな幸

せを得られるように成長するのです。

４つの「幸トレ」が一冊に！

本書では、以下の４つの「幸トレ」を紹介しています。
① ボキャブラ＋（語彙力アップ）
② メモリー・アップ（記憶力アップ）
③ スマート・ラン（学習力アップ）
④ トレジャー思考（ポジティブ力アップ）
ここでは、それぞれの「幸トレ」の概要と、それをトレーニングすることによって日常生活でどんな良いことがあるのか（効果・効能）を、簡単にご説明したいと思います。

①の「ボキャブラ＋」は、「語彙力」を高めるトレーニングです。
義務教育を終えるとなかなか訓練する機会のない、「日本語の語彙力」を高めます。
世間一般では「英語の語彙力」ばかりが取り沙汰されますが、日本で暮らす大半の日本人にとっては、むしろ日常生活において重要なのは「日本語の語彙力」なのです。
語彙力というのは、すなわち「その人の表現力・会話力のキャパシティ」です。
「日本語は喋れるから」といって、語彙力を高める努力を止めてしまうと、表現力や会話力は、そこで頭打ちになってしまいます。
新しい言葉を覚えようとする脳が、新しいことに飛び込める脳を作るのです。
「ボキャブラ＋」で語彙力を高める脳の部位を鍛えれば、思考の幅が広がり、より豊かなコミュニケーションを楽しむことができるようになります。

②の「メモリー・アップ」は、いろいろな物事の「記憶力」を高めるトレーニングです。

記憶力は、あなたの信頼度を保つための〝保険〟と言えます。
　大事な約束を忘れることが減ったり、「昨日○○があった」「あの時○○と言った」などの物事を正確に記憶できれば、あなたの言葉の信ぴょう性は高まり、他人とのトラブルも未然に防げるようになります。

　③の「スマート・ラン」は、情報の飲み込みを速くする、「学習力」を高めるトレーニングです。
　このトレーニングによって、要領が良くなり、新しいことをすぐに覚えられるようになれば、新聞や本を読んでいても内容がすぐ頭に入ってきて、日々、自分の知識を豊かにすることができます。

　④の「トレジャー思考」は、物事にプラスの面を見つける「ポジティブ力」を高めるトレーニングです。
「ポジティブ思考」「ネガティブ思考」というのは、能力ではなく性格の一種と思われていますが、これはれっきとした「能力」の一つです（少なくとも、健康な人においては）。
　物事をネガティブな方面から見てしまいがちな人でも、一定のトレーニングをすることで、物事をポジティブにとらえる「思考のしかた」を学ぶことができます。
「トレジャー思考」によって、「物事のポジティブなとらえ方」のパターンを身につければ、さまざまな場面で、自分の中で納得できる落としどころを見つけられるようになり、日常の細かいストレスを消すことができるのです。

　これら４つの「幸トレ」に、ぜひ、クイズ感覚で気楽に取り組んでみてください。
　さあ、それではいよいよ「幸せ脳トレーニング」の始まりです！

　　　　　　　　　　　岩波メソッド　幸せ脳トレーニング　開発者
　　　　　　　　　　　　　　　　　　　　　　　　　　　　岩波邦明

contents

はじめに 3

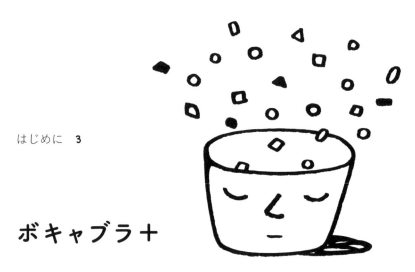

ボキャブラ＋

【ボキャブラ＋】
1 猫王記　〜壮大なる中華全土を統一した猫たちの逸話……　13
2 猫端会議Ⅰ
　〜猫界でも人間界と同じようなことが起こっているらしく……　15
3 猫コレ最新リポート
　〜おしゃれ猫必見！今年の流行は……　17
4 猫端会議Ⅱ　〜IT企業、キャット・システムズは会議中　19
5 猫爺のチャットデビュー　〜老後のつき合いはネットが主流　21
6 猫の巨塔　〜猫が猫を治す、セルフ獣医たちの巣窟……　24
7 ネコジャラスTVは今日も大騒ぎ
　〜猫テレビ局の内側では……　28

メモリー・アップ

【メモリー・アップ】数字（+α）編
数字（+α）編 1　**33**
数字（+α）編 2　**35**
数字（+α）編 3　**37**
数字（+α）編 4　**39**
数字（+α）編 5　**41**

コラム①　「ゴースト暗算」って、どんな暗算法？　**43**

【メモリー・アップ】言葉編
言葉編 1　**45**
言葉編 2　**47**
言葉編 3　**49**
言葉編 4　**51**
言葉編 5　**53**

コラム②　円周率の記憶法あれこれ　**55**

【メモリー・アップ】人名編
人名編 1　**57**
人名編 2　**59**
人名編 3　**61**
人名編 4　**63**

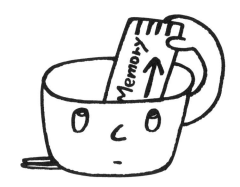

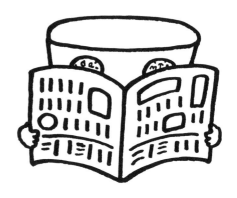

スマート・ラン

【スマート・ラン STEP 1】「〇つけ力」トレーニング
 1 ストレスや集中力アップに効くツボは？ **67**
 2 ゲーミフィケーションって？ **69**
 3 日本の近代史　明治時代 **71**
 4 『虚血性心疾患』（狭心症・心筋梗塞）ってどんな病気？ **73**

コラム③ 日常でも、大事なところに「〇」をつける習慣を持とう！ **75**

【スマート・ラン STEP 2】「キーワード記憶」トレーニング
 1 最近の洋楽のヒットソングってどんな感じ？ **77**
 2 心肺蘇生法の概略 **79**
 3 統計でよく使う「有意差」ってどんな意味？ **81**
 4 音楽で出てくる「カノンコード」って何？ **83**
 5 世界で最も売れたゲームは？ **85**
 6 アルツハイマー病とパーキンソン病の違いは？ **87**

コラム④ 日々のニュースで、「スマート・ラン」しよう！ **89**

【スマート・ラン STEP 3】「文章記憶」トレーニング
1. クーリング・オフの手続き　**91**
2. 鼻血が出た時の対処法　**93**
3. やせるのに寄与すると言われるホルモン「GLP-1」って？　**95**
4. 世界一の司会者「オプラ・ウィンフリー」って？　**97**
5. リーマンショックとは何だったのか？　**99**
6. プロが選んだ日本のホテル・旅館総合ランキングとは？　**101**

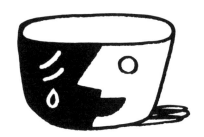

トレジャー思考

【トレジャー思考】幸せ直結！「ポジティブ力アップ」トレーニング
1. 全財産とカードが入った財布をなくした……　**105**
2. 自分の悪口を言われていることを知った　**109**
3. 仕事・テストがうまくいかなかった……　**113**
4. 階段から落ちて骨折した……　**117**
5. おみくじで大凶だった……　**121**
6. あなたの悩みは何ですか？　**125**

おわりに　**126**

Book Design + DTP
三瓶可南子（⑥Design）

Illustration
大高郁子

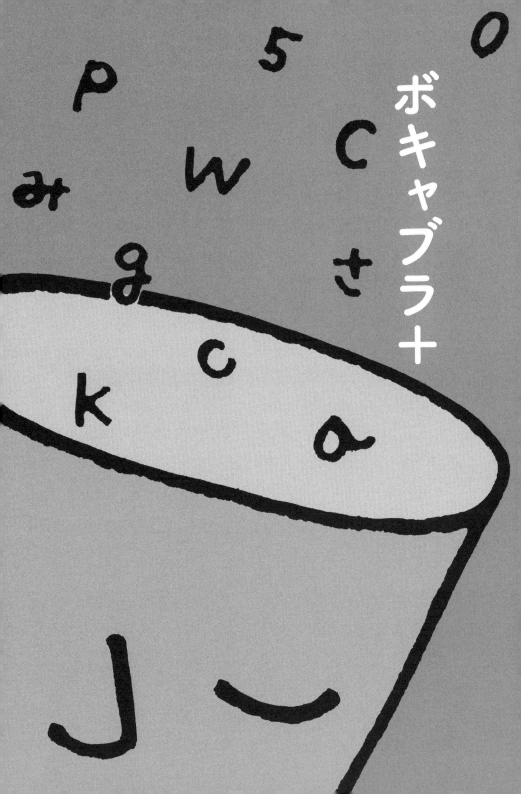

ボキャブラ＋
いろんなジャンルの語彙力アップ！！

ルール説明

① 文章を読んで、普段あまり使わない難語や、意味を知らない単語を3つチョイスしましょう。

② チョイスした3つの単語を使って、自分だけのオリジナル・ショートストーリー「三語話」を作りましょう！

※難語の意味は、文章の次ページの「三語話辞典」に載せていますので、三語話の言葉のチョイスや、意味を調べる時の辞書代わりに使いましょう！

例

 問題文「批評家猫と政治家猫」

　さすがの政治家猫、このような四面楚歌の状況で「緊縮策を講ずるべき」と周りの批評家猫たちからいくらあげつらわれても、「ニャーニャーゴロゴロ」とごまかすばかりで、解決策はいっこうに見えずじまい。こうして今日も夜は更けてゆく……

⬇

文章を読んで、普段使わない難語を3つチョイス!!
　① 四面楚歌　　② 緊縮　　③ あげつらう

⬇

チョイスした3つの単語を使って、オリジナルの「三語話」を作ろう!!

 三語話（解答例）

　ノラ猫たちに囲まれ四面楚歌になった金持ち猫は、巨大キャットセンター建設の緊縮案を出したが、「号泣はしないんですかニャ」と過去の失態をあげつらわれた。

1　猫王記　〜壮大なる中華全土を統一した猫たちの逸話……

　猫たちは悩んでいた。
　次の王は誰がふさわしいのか。
　偉大なる先王「猫の始皇帝」はもういない。
　先王は吝嗇家であったが、決して奢侈にふけることもなく、民に等しく猫缶を分けることができた。
　正に、プライスレスな王、それ以外に相応しい表現のない王であった。
　しかし、先王亡き今は各派閥の領袖どうしが仲間割れを起こし、権力争いで国が乱れている。

　民の気持ちを忖度し、早急に次の君主を決めねばならない。
　そうみなが思っていると、一人の男が名乗りを上げた。
　男「今の混乱した宮廷は、まさに旧体制の残滓ですよ。これからは３Ｄプリンタの時代。猫缶なんて印刷すればいいんです」

　この新王の出現により、国にはさらなる発展がもたらされた……（誰なんだ!?）。

 三語話を書き込んでみよう！

_____

_____

_____

🐾 三語話辞典

【吝嗇(りんしょく)】けちなこと。「吝嗇家」で、けちな人のこと。
「あのおじさんはクリスマスになっても吝嗇家だから、救いようがないね」

【奢侈(しゃし)】度を過ぎてぜいたくなこと。
「奢侈に流れて身を滅ぼす」

【プライスレス】計り知れない無限の価値があること。〈プライスがない（レス）→価値がない〉ではないので注意。
「その思いやり、プライスレス」

【領袖(りょうしゅう)】元の意味はえりとそで。えり、そでは目立つことから、人の群を統率して長になる人。
「〇〇派の領袖が直々に出てきたぞ」

【忖度(そんたく)】（気持ちなどを）おしはかること。
「相手方の気持ちを忖度する」

【残滓(ざんし)】残りかす。（比喩的な意味でも用いる）
「くだらねえ。そんなもん、旧制度の残滓だな」

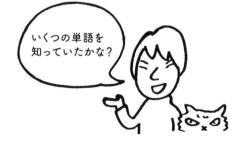

いくつの単語を知っていたかな？

2 猫端会議 I
〜猫界でも人間界と同じようなことが起こっているらしく……

猫議長「それでは本日の会議を始めますニャ」
猫太「まずは先週から問題になっていたキャットフードのメニュー偽装の問題から」
猫郎「そんなヘビーな議題からいきますか。まあ先憂後楽ということで」
猫ぽん「しかし何といっても、担当者の言い訳がひどいニャ。最初に偽装が発覚した『またたび屋』の主人の謝罪会見なんて、『ぼく猫だからわかりませんでした』だって」
猫太「『偽装じゃなくて誤表記でした』とかですらなく『猫だから』ですか。ひどいですね」
猫郎「もう、のらりくらりと言辞を弄すのも大概にしてほしいですね」
猫太「とにかく、キャットフードの品質向上のため、料亭の冗漫で浅薄な言い訳に惑わされないよう、真相究明に努めるべきですね」
猫議長「わかりました。今後も問題は起こるでしょうが、ぜひここはみなさんの該博な知識をもって、泰然とした態度で解決に向けてみなで肝胆を砕きましょうニャ。えー、それでは次の議題にビヒィイエェエググェァァ‼」
猫太「突然どうしたのニャ?!」
猫郎「議長の持病の痛風ですニャ！ あそこの棚の下に痛み止めの頓服薬があるから取ってきてくださいニャ」
猫ぽん「猫なのに痛風って、一体どんな食生活してたのニャ……」

 三語話を書き込んでみよう！

_____

_____

_____

🐾 三語話辞典

【先憂後楽】(せんゆうこうらく) 先に苦労しておけば、後でその分楽になるということ。

「夏休みの宿題、後回しにしないで早めにやっちゃおう。先憂後楽だね」

【言辞を弄す】(ろうす) （否定的な意味合い）言葉を並べ立てること。言葉をあやつりもてあそぶこと。

「ヤツはもっともらしく言辞を弄すだけで自分では何も行動しない、信用のできない人間だ」

【冗漫】(じょうまん) 表現などが冗長でまわりくどいこと。

「彼の中身のない冗漫な話にはもううんざりだ」

【浅薄】(せんぱく) 意見や考えなどが浅く、内容の薄いこと。

「浅薄な意見をまくしたてるんじゃあない」

【該博】(がいはく) 物事をよく知っていること。博識であること。

「彼の書く小説は、該博な知識に裏付けされていて素晴らしい」

【泰然】(たいぜん) 落ち着いており、物事に動じないさま。

「企業の危機にも泰然たる態度で臨む」

「彼は肝の据わった男で、いつでも泰然とした様子で人と接する」

※ちなみに、任天堂を世界的企業に育て上げた第3代社長・山内溥さんの座右の銘は「失意泰然、得意冷然」。

【肝胆を砕く】(かんたん) 一生懸命に行う。力を尽くす。

「がんの治療薬の新薬開発に肝胆を砕く」

【頓服薬】(とんぷくやく) 緊急の症状が現れた時にそれを抑える薬。鎮痛剤・解熱剤など。

「発作がひどいので、医師から頓服薬を処方された」

3 猫コレ最新リポート 〜おしゃれ猫必見！ 今年の流行は……

　明日はいよいよ世界最大のファッションの祭典、"猫コレ"の開催日。
　一流ファッションモデルを夢見る者たちにとっての登竜門。
　今シーズンは、キャビアスキンの猫じゃらし、ディオールオムのフレグランス・またたび等、各メゾンから挑戦的でアヴァンギャルドな商品ラインナップが多く追加された。
　また優秀な個人（個猫）デザイナーが積極的に活動し、80年代のDCブランド流行の再来と言われた年でもあった。
　中でも今年一番注目を集めた商品は、三毛猫専用のアンクルブーツ。手の込んだステッチング、アーガイルにモノグラムを配したエッジィで斬新なルックス、そしてなぜか三毛猫以外には手を出せないということで、どれをとっても新しく、これからのメンズモードの牽引役となるのではないかと評されている。
　来年はどんなファッショントレンドがメインになるのであろうか。今から想像は膨らむばかりだ。
　ちなみに唯一、"三味線"モデルだけは絶対に出ない。

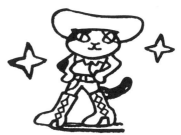

 三語話を書き込んでみよう！

🐾 三語話辞典

【キャビアスキン】 シャネルのバッグや財布で使われる、型押しした仔牛(カーフ)の革。キャビアのようなつぶつぶの模様で傷付きにくい。

【オム】 フランス語で「男」。男性用、メンズの意。反対語はファム(女性用)。

【アヴァンギャルド】 前衛的な、先進的な。

【DCブランド】 「Designer's & Character's ブランド」の略で、デザイナーや企業経営者がイメージ作り・企画から生産までを主導的に行うブランドのこと。コム デ ギャルソン、ヨウジヤマモトなど。海外ではGiorgio ArmaniやDolce&Gabbanaなど。

【ステッチ】 縫い目。「ステッチング」で、縫い目を入れるの意。

【アーガイル】 セーターや靴下などでよく用いる、格子(こうし)状の菱形(ひしがた)の柄。

【モノグラム】 文字を組み合わせて図案化したもの。また、その柄。ルイ・ヴィトンのモノグラムが有名。

【エッジィ】 流行に沿わず、独自性が高い。

【モード】 最新のトレンド、流行を取り入れたファッションのこと。黒白モノトーン調の、シンプルなファッションのことも指す。

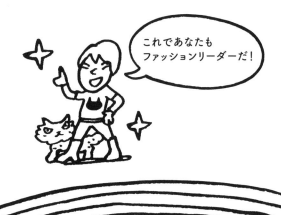

4 猫端会議Ⅱ ～IT企業、キャット・システムズは会議中

　ここは、みなの持っているまたたびの写真を投稿し合って羨(うらや)ましがるサイト「ニャンスタグラム」開発本社。今日も今日とて、ディレクターとエンジニアたちの不毛な戦争が始まる……。

猫プロデューサー「チーフの机見たら今日も朝からＮＲの札がかかってましたニャ。今日も会議は私が代行します」
猫美「朝からＮＲって意味わからないですけど、羨ましいですねえ。わかりました、まずは猫吉さんマターの件からですよね」
猫吉「はい。ユーザーコンテンツだけでなく自社製コンテンツを拡大していこう、の件ですよね。自社コンテンツ第1弾として【屋久島のまたたび！　2000年物の垂涎(すいぜん)モノ！】という企画を提案します」
猫美「アホス（笑）。いかにもニャンスタグラムっぽくていい企画ですね。みなのよだれで東京湾埋め立てを妨害してやりましょう。では早速担当のアサインを。次に猫蔵さんマターの件」
猫蔵「すいません、こっちはちょっとまだアウトソーシング関連の目処(めど)が立たなくて、リスケでお願いします」
利助「えっ!?　僕のことニャ？」
猫次郎「違うから、ってどこから出てきたお前」
猫美「わかりました、では一旦ペンディングで。では最後に……」
猫耕作（万年アシスタント）「あっそうだ！　ところで！　こんな企画はどうかニャ！」
猫太郎「そういえばお前は名前のわりに、ぜんぜん出世しないなぁ」

 三語話を書き込んでみよう！

_____

_____

🐾 三語話辞典

【NR】ノーリターン、直帰。外出先から会社に戻らず、そのまま帰宅すること。NRの札がかかっていれば、その日はもう社に戻らないことを意味する。
「NR！　直帰！　NR！　直帰！」「うるさい！」

【○○マター】○○が管理責任者である、○○の担当の、の意。英語の「matter＝物事」から、「○○さんの物事」＝「○○さんが管理責任者の問題」といったニュアンス。
「じゃあ、この件は田中さんマターで」「総理マターの案件」

【アサイン】割り当て、配属。部署・チーム等のメンバーの割り当てを行うこと。
「この新規プロジェクトに新入社員を３人アサインしよう」

【アウトソーシング】外注のこと。自社の業務を、外部の企業に委託すること。反対語に「インソーシング（内製）」。
「コスト削減のためにシステム業務をアウトソーシングする」

【リスケ】リ・スケジュールの略。スケジュールし直し、すなわち延期のこと。一旦期限が決まっていた仕事を、延期する時などに用いる。金融においては、債務の返済を繰り延べ（延期）するという意味もある。
「例のプロジェクト、リスケをお願いできませんでしょうか」

【ペンディング】「未決の、保留の」の意味。英語でpendは「ぶら下がる」という意味があり、その派生語pendingで「宙ぶらりん」のニュアンスからこのような意味になった、と言われている。
「ずっとペンディングになっていた企画がやっと動き出したぞ」

5 猫爺のチャットデビュー ～老後のつき合いはネットが主流

　パソコンもネットも全くわからない猫爺さん（75歳）。余暇の楽しみの一つにと、ネットで今超話題と友人に教わった「チャットルーム」に入ってみたところ……。

〈猫爺〉がログインしました
猫ゆき　　：　また変な奴が出たぞ
猫猪句　　：　そんなユーザー名で大丈夫か？
猫爺　　　：　こんにちは。人生で初めてチャットというものをやってみとるのですが、何をすれば良いのですか？
猫野郎A　：　うわっ情弱乙！
猫野郎B　：　ggrks
猫ゆき　　：　やめろよ爺さん相手にディスるのは
猫猪句　　：　そうだお前らネチケ考えろ
猫爺　　　：　あいやすみません。ネット弁慶のクソ野郎ばかりで嫌気がさしますな。ソースもないのに人のこと先入観で批判したりクラスタ違いだとかステマだとか言って人の揚げ足取るDQNばかりで
猫ヒロシ　：　何があったじいさん
猫猪句　　：　そういえばさあ、昨日カツ食ったわけよ。そしたら備え付けの七味がさあ
猫ゆき　　：　まじで！　お前リア充だな
猫美　　　：　外食する人ってかっこいいよねー※
猫猪句　　：　誰かまともに聞いてくれ俺の話を

 三語話を書き込んでみよう！

_____

_____

🐾 三語話辞典

【情弱】情報弱者の略。情報に疎く、それが元で実生活で損をしている人のこと。反対語に「情強」。
「餃子を醤油と酢で食べるなんて情弱だな」「情弱って言葉使いたいだけだろお前」

【乙】ネットスラングの一つ。「お疲れ様」の意味で、時に皮肉をこめて使われる。
「彼女と大ゲンカした」「リア充乙」

【ggrks】「ググレカス」の頭文字を取ったもの。ググるとは「Googleで検索する」の意味。すなわち、何かわからないことがあった時、人に聞くばかりで自分で調べようとしない人に対して揶揄的に使われる。「自分で調べなさい」の意。
「君、僕のことどう思ってる？」「ggrks」

【ディスる】「disrespect」の略で、リスペクト（尊敬）しない、つまり相手をけなしたり批判したりすること。元はヒップホップの世界から来た言葉。
「ディスられたらディスり返す……倍返しだ」

【ネチケ】インターネットなどネットワークを利用する際のエチケットのこと。ネチケット。
「この掲示板はネチケがない」

【ソース】情報、発言などの元ネタ、出典元。
「そのデータ、ソースどこ？　もしかして自分？」

【クラスタ】特定の集団・塊。同じ属性や、同じ興味の対象を持つ集団。「〇〇クラスタ」と表記され、Twitter等でよく使われる。

「この理系クラスタが大騒ぎしてる記事、なんなの？」
「この時間帯は昼ドラクラスタが元気だな」
【ステマ】「ステルス・マーケティング」の略で、ある商品などの宣伝を、宣伝だとわからないような形で行うこと。ブログや記事などで、明確な宣伝の形でなく、ある商品を個人的なお気に入りとして褒めて盛り立てる、のような形がある。近年、一部では何でも「ステマ」として過剰反応する傾向もある。
「今日はいい天気だよなあ」「気象庁のステマ乙」
【DQN】(ドキュン)一般の感覚からかけ離れた言動をする人。そこから派生して風貌がヤンキー（不良）っぽい人、粗暴そうな人を指す。テレビ朝日系の「目撃！ドキュン」という番組で、出演する人に元ヤンキー的な人が多かったことからと言われている。
「道を歩いていたら、DQNの大群が押し寄せてきた」
【リア充】実生活が充実している人のこと。仕事・恋愛・部活動・サークル活動などを満喫している人のことを指す。反対語として「非リア」なんていうのもある。
「身長180cmイケメンスポーツマン出木杉秀作、あのリア充め」
「あいつ下の名前英才だろ」
【※】「※ただしイケメンに限る」が省略されたもの。
「男は中身だ！」「※」「やめろよ」

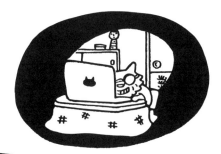

6 猫の巨塔 〜猫が猫を治す、セルフ獣医たちの巣窟……

　猫又総合病院では先日、第一外科の教授に野心家の「猫財前ニャ五郎」が就任したばかりで、院内にはただならぬ雰囲気が漂っていた。
　変な名前のせいで、小さい時にそうとう苦労でもしたのだろうか、猫財前は昨日も行政との連携やジェネリック医薬品の使用促進策などについて他の教授たちと大論争を繰り広げるなど、かなりけんかっ早い性格の猫である。
　しかし内面は、またたび好きの優しいおじさんである。

　カンファレンスが始まった。猫財前教授はとてつもないキレ者で、驚く程のスピードでカンファレンスが進んでいく。しかし同時に、10分に一度またたび以外のことは何も考えられなくなるという、猫ならではの爆弾を抱えていて、スタッフたちはこれを「猫財前タイマー」と呼んでいる。
　毎日いろいろな対策が講じられており、昨日のカンファレンスでは、「またたび満足」バーを100本くらい買い込んできてみた。しかし、取り合いで院内が戦争状態になり、多数の負傷者が出たため止めてしまった。

　ということで今日もみな、なすすべなく「猫財前タイマー」に戦々恐々としている……。

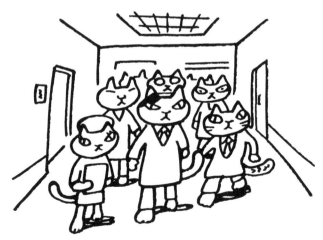

🐾 カンファレンス

教授「腹部大動脈瘤(どうみゃくりゅう)に対するステントグラフト内挿術、手術日はいつだ？」
猫医師A「〇〇月〇〇日です」
教授「手術を施行するとして、予後はどうなんだ？」
猫医師A「総合的に見ても予後良好と思われます。また患者のQOLも保たれ……」
猫医師B「また、長期入院患者の△△さん、褥瘡のケアもプライオリティが高く注意が必要です」
看護猫「〇〇号室の□□ちゃん、今朝は毛玉を吐き出していました」
教授「異食症なのか毛づくろいなのか、鑑別が必要だ。よく問診しておけ」
看護猫「はい、次にこちらの資料ですが……」
教授「またたびが食べたい……」
看護猫「教授！」
猫医師B「来てしまった」
教授「あっ……すまん、何だっけ」
看護猫「何だっけって何ですか。資料ですよ、全部目を通してください」
教授「ちょっと行ってくる」
看護猫「どこに行くんですか!?」
教授「森とか」

──「猫又総合病院」に平穏が訪れる日は遠そうだ。

 三語話を書き込んでみよう！

_____

_____

三語話辞典

【ジェネリック医薬品】 新薬の物質特許（有効成分の特許）が切れた後に、新薬を開発した会社以外の製薬会社が製造して供給する医薬品のこと。後発医薬品とも呼ばれる。新薬と同じ主成分を使用しており、価格が安価であることが特徴。欧米では、有効成分の一般名（generic name）を薬品名とすることが多いため、「ジェネリック医薬品」と言われる。
「あの風邪薬のジェネリック医薬品が発売された」

【ステント】 血管や腸、気管などの身体の管状の組織を内部から広げる医療機器。金属でできた網目状の構造をしている。狭心症や、動脈瘤などの治療に使われる。狭心症治療のイメージとしては、ホース（血管）が細くなって水（血液）の通りが悪いところに内側から網状の筒（ステント）を入れて、細くなった部分を内側から押し広げて水の通りを良くする、といったイメージ。
「急性心筋梗塞の治療に、冠動脈（心臓に栄養を届ける動脈）ステント治療を行う」

【予後】 今後の病状に関する、医学的な見通しのこと。治療の効果や、治療による生存の確率、病状のコントロールの度合など、総合的な見通しを指して用いられることが多い。
「この治療法は副作用も少なく、予後も良好である」

【QOL】「Quality of Life」の略で、人生・生活の質のことを指す。病気の治療にあたり、「疾患がどれだけ治癒するか」ということだけではなく、その後の生活のクオリティや快適度も重要であるため、治療方針を決定する際の指標の一つとして使われる。

「その手術を行えば患者さんは歩けなくなる。QOLの面から、治療方針を慎重に考えよう」

【褥瘡】とこずれのこと。長期入院で寝たきりになっていると、ベッドとの接地面に体重がかかり続けてその部分の組織が壊死するなど、深刻度が高いため、こまめな体位変換などの予防措置が重要である。
「褥瘡を甘く見てはいけない。いいか、そもそも褥瘡とは！」

【異食症】食べ物でないもの（紙・土・チョーク・髪の毛など）や、栄養価のないもの（氷など）を無性に食べたくなる症状。貧血等で起こり、その場合は無性に氷が食べたくなる「氷食症」が多い。
「シャンプーっておいしいよね！」「それは異食症だ、病院に行ったほうがいい」

【鑑別（診断）】症状や所見により、可能性のある複数の疾患から一つに特定する（見分ける）こと。
「喘息と肺気腫の鑑別を行う」

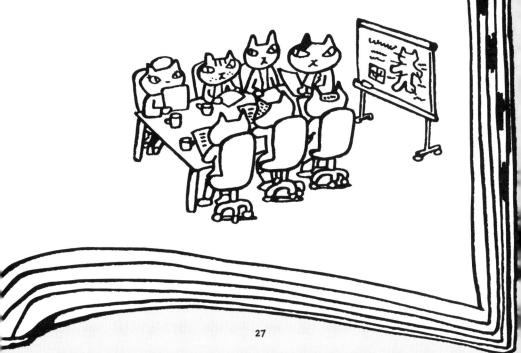

7　ネコジャラスTVは今日も大騒ぎ　〜猫テレビ局の内側では……

　ここは猫国の芸能の総本山、眠れぬ不夜城「ネコジャラスTV」。
　そんな本局が、とうとう創立5日を迎え、局内はにわかに騒がしい様相だ。

猫プロデューサーA「うちの特番は絶対視聴率トップを狙うのニャ！　なにしろワイプが画面の80％分という特大ぶりだニャ！」
猫プロデューサーB「それ、肝心の番組が何にも見えなくないかニャ？」

　スタジオや打ち合わせ室も忙しい。ガヤガヤ……

「『2回目からはバーターじゃない』のコーナー、全員分バミりました！」
「本番では登場の前にインサート入れます！」
「ここではゆっくりとパンしていきます」
「ここでみなさん一旦ハケます」
「『百猫の王』のコーナーになったらこの人抜くよ！」
「特オチだけは絶対に防げ！　今日は撮って出しだ！」
「明日は下見ロケハンとロケ交渉ね！」

　ネコジャラスTVは騒がしい。明日の猫文化を作るのは彼らなのだ。
　そして、こちらでは……

猫プロデューサーC「『今日の闘犬』シリーズは、いいかげん止めたほうが良くないですかニャ？　絶対需要ないと思いますニャ」
猫プロデューサーE「わかってないな君！　こういう常識の逆を行くような番組こそ残していくべきなんだよ！　それに前ノリして出演者の犬たちと大部屋で一緒に過ごすのも修業になるんだよ」
猫プロデューサーC「いやですニャ！　最悪ですニャ」
猫プロデューサーD「でも明日大雨が降るらしいですよ。闘犬場が使えなくなったら番組が成立しないんじゃないですかニャ？」

猫プロデューサーE「大丈夫、Bプロに『フィギュアスケート決勝』を用意してある」
猫プロデューサーC＆D「そっちのほうがおもしろそうじゃないですか！」

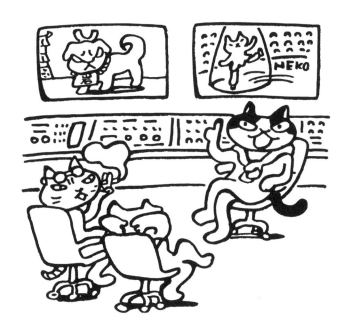

 三語話を書き込んでみよう！

_____

_____

_____

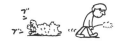

三語話辞典

【ワイプ】TV画面の端などに、もう一つの小さい画面（子画面）を表示すること。画面を拭き取る(wipe)ように映像切替することも指す。

【バーター】「束」を逆に読んだもの。ドラマや映画などで、事務所のメイン演者と、新人の演者を同時に出演させること。

【バミる】演者などの立ち位置を、あらかじめテープなどでマークしておくこと。「場を見る」に由来すると言われる。

【インサート】人物や商品などを紹介するための静止画。

【パンする】カメラを固定して、水平方向に回旋させて撮影すること。

【ハケる】演者、セット、小道具などが、画面や舞台の外に出ること。

【抜く】多数の演者の中から、ある演者を抜き出してアップにすること。

【特オチ】「特ダネ」の対義語。他のどの報道機関も報道しているニュースを、自分の報道機関だけが報道し損ね、落としてしまうこと。

【撮って出し】撮影した映像を、無編集でそのまま放送すること。

【ロケハン】「ロケーション・ハンティング」の略。テレビ・映画の撮影で、ロケ地・撮影場所を探すこと。

【前ノリ】ロケの前日からロケ地に行き宿泊すること。

【Bプロ】プロ野球中継などで、雨天等で番組が放送できなくなった時のために用意される別の番組のこと。「レインコート番組」とも言う。

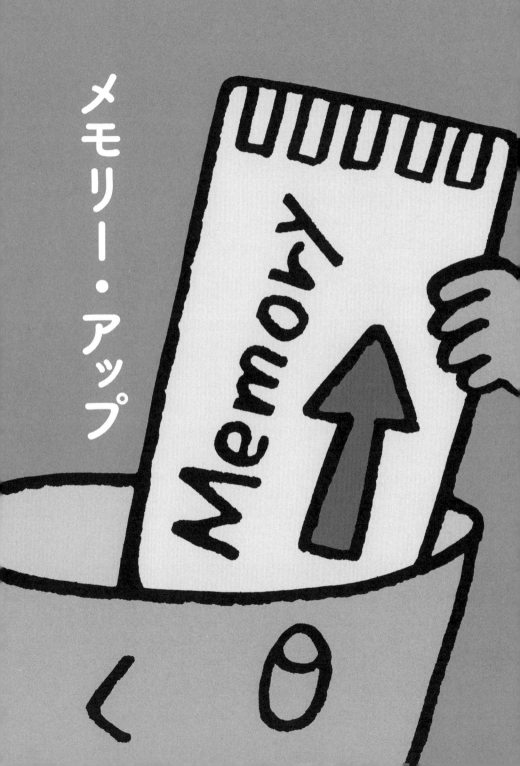

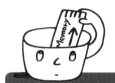

メモリー・アップ
数字（+α）編

ルール説明

お題の数字（+α）を覚えて……

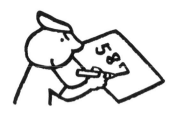

全く同じように解答ページに書こう!!

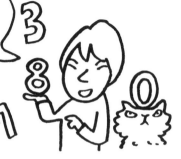

「さん、はち、なな……」と「読み」で覚えず、数字の「形」を絵として覚えると、イメージ記憶力が上がって幸トレ効果アップ！

🐾 数字（＋α）編 1

① 5 8 7 3

② 7 2 ○ 4

③ 6 4 9 7 2

④ 2 8 △ 7 8

⑤ 0 3 1 6 4 5

⑥ 5 1 □ 3 2

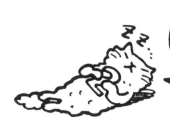

あせらずに、まずは一つずつやってみよう！

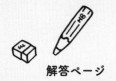
解答ページ

①

②

③

④

⑤

⑥

数字（＋α）編 2

① 4％59

② 840＊

③ 6＄846

④ 31A07

⑤ 157五3

⑥ 28？33ま5

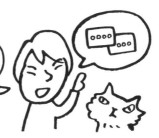

できそうなら、
2〜3個一気に覚えて
次ページに書き込もう！

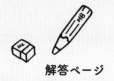
解答ページ

①

②

③

④

⑤

⑥

🐾 数字（＋α）編 3

① 3△7当

② と5円◎8

③ を2∞35

④ 2※9みΨ7

⑤ Q−心1ら2

⑥ 1〇27∴◇4

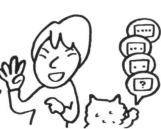

一気にどのくらい覚えられたかな？4個いっぺんに覚えられたらすごいぞ！

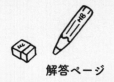
解答ページ

①

②

③

④

⑤

⑥

🐾 数字（＋α）編 4

① ７□３う♀

② ５９≫∴０

③ ２な店＊１永

④ も４－９＾」

⑤ ３６伝８な☆殿１

⑥ １気しべ０λＥ９〒

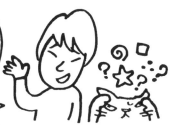

問題がちょっとずつ
難しくなってきたぞ。
一つずつ着実に
やっていこう！

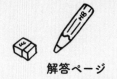

解答ページ

①

②

③

④

⑤

⑥

数字（＋α）編 5

① ３８Ｒ２

② １９８席７

③ ０８¢７ろ４

④ ４２中９℃８０７

⑤ ８Ｚ９★２７♪３２田

⑥ ９あ５Ｈ６４◆＄♭２々５

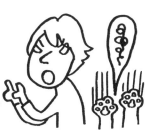

これは難しい……。記憶力の限界にチャレンジだ！

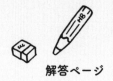

解答ページ

①

②

③

④

⑤

⑥

コラム①

「ゴースト暗算」って、どんな暗算法？

　私は、いろいろな分野において、今まで「できなかった」ことが「できる」ようになる手法である「岩波メソッド」を開発しています。
　英語を素早く読めるメソッド本『トレジャー受験英語』や、本書に掲載している語彙力アップの「ボキャブラ＋」、学習力アップの「スマート・ラン」などを発表していますが、これらの「岩波メソッド」の第１弾が、東大医学部在学時代に開発した「ゴースト暗算」です。
　「ゴースト暗算」とは、今まで２～３年にわたるトレーニングを重ねなければ身につけられなかった「暗算力」を、２～３日という非常に短い時間で獲得できるようにした、全く新しい暗算法です。
　ゴースト暗算の代表となるのは『岩波メソッドゴースト暗算 ６時間でできる！ ２ケタ×２ケタの暗算』というドリル本で紹介しており、それまで習得に300時間（２～３年）ほどのトレーニングを要した「２ケタ×２ケタの暗算」を、６時間のトレーニングでマスターできるようになります。例えば、「76×83」のようなかけ算を、６時間後には、筆算をしなくても「暗算」で解けるようになる、という暗算法なのです。
　ポイントとなるのは「おさかなプレート」という独自のプレートを使用することで、これによってゲーム感覚で暗算力を身につけることができ、算数が楽しくなるという効果も得ることができます。
　また、このメソッドでは数字を「絵」としてイメージするトレーニングも行うので、右脳と左脳を同時に刺激するため、シニアの方の「脳トレ」としても最適です。
　子どもの時から算数が苦手という方も多くいますが、数字を使ったトレーニングが楽しくできれば、これほど脳にとって良いことはありません。
　「ゴースト暗算」は、苦手意識を持たず、あくまでゲーム感覚で楽しみながら、数字のトレーニングが行える手法なのです。

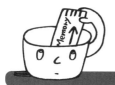

メモリー・アップ
言葉編

ルール説明

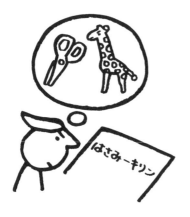

問題ページの左右の言葉を対（ペア）で覚えて……

解答ページでは、左右どちらかが（　　）になっているので、ペアを思い出して再現しよう！

2つの言葉を使った「おもしろい絵」を思い浮かべて想像してみよう！
例：きもだめし － ハワイ
ハワイできもだめしをやってみたら、「妖怪ココナッツ怪獣」が出てきた。

🐾 言葉編 1

はさみ　　ー　　キリン

きもだめし　　ー　　ハワイ

探偵　　ー　　うに

飛行機　　ー　　リボン

自動ドア　　ー　　春

はちみつ　　ー　　占い

相撲取り　　ー　　テニス

オリンピック　　ー　　火星

雨　　ー　　金メダル

三毛猫　　ー　　パソコン

電動　　ー　　へそ

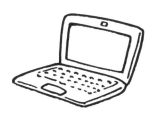

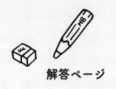
解答ページ

はさみ － (　　　　)

きもだめし － (　　　　)

(　　　　) － うに

飛行機 － (　　　　)

自動ドア － (　　　　)

(　　　　) － 占い

相撲取り － (　　　　)

(　　　　) － 火星

雨 － (　　　　)

(　　　　) － パソコン

電動 － (　　　　)

🐾 言葉編 2

おじいさん　ー　ミトコンドリア

入社 3 年目　ー　ソクラテス

めっぽう　ー　ブルガリ

ハイジ　ー　お前もか

だいふく　ー　院長

サウナ　ー　夜空

ネックレス　ー　ブーメラン

全米が　ー　アンパンマン

本まぐろ　ー　スマホ

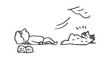

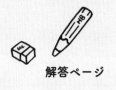
解答ページ

　　　　　おじいさん　ー　（　　　　　　　　）

（　　　　　　）　ー　ソクラテス

　　　　　めっぽう　ー　（　　　　　　）

（　　　　　　）　ー　お前もか

（　　　　　　）　ー　院長

　　　　　サウナ　ー　（　　　　　）

（　　　　　　）　ー　ブーメラン

　　　　　全米が　ー　（　　　　　　　）

（　　　　　　）　ー　スマホ

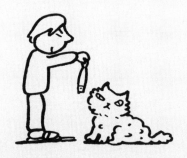

言葉編 3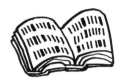

ワンタン	ー	菩薩
つなわたり	ー	シャンプー
花組	ー	心配ないさ
吹雪	ー	発声練習
もぐら叩き	ー	煩悩
スノーボード	ー	バッハ
豚汁	ー	言い草
天職	ー	みつばち
ししゃも	ー	メトロポリス
六法全書	ー	だいこん

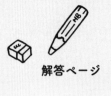
解答ページ

(　　　　) － 菩薩

つなわたり － (　　　　　)

花組 － (　　　　　)

吹雪 － (　　　　　)

(　　　　) － 煩悩

スノーボード － (　　　　)

(　　　　) － 言い草

天職 － (　　　　　)

(　　　　) － メトロポリス

六法全書 － (　　　　　)

🐾 言葉編4

ケーキ	－	前借り
瓶ビール	－	岩石
わさび	－	ウォーキング
巨人	－	人間ドック
仮面	－	ラジコン
テクマクマヤコン	－	大暴落
おこわ	－	納豆
断然	－	弓道
先生	－	ドッキリ
マッハ	－	二人三脚

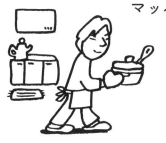

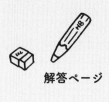
解答ページ

（　　　　）　ー　前借り

瓶ビール　ー　（　　　　）

（　　　　）　ー　ウォーキング

（　　　　）　ー　人間ドック

仮面　ー　（　　　　　）

テクマクマヤコン　ー　（　　　　　）

（　　　　）　ー　納豆

断然　ー　（　　　　）

先生　ー　（　　　　　）

（　　　　）　ー　二人三脚

🐾 言葉編 5

ふるさと	－	A4
剛毛	－	マドモアゼル
鳥かご	－	アイス
ラクダ	－	銀座
総理	－	隣人
遺跡	－	バーゲンセール
つぶらな	－	ボディビルダー
叩き売り	－	勘当
もち	－	純金
スクワット	－	腕時計

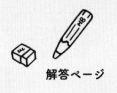
解答ページ

ふるさと － (　　　　)

(　　　　) － マドモアゼル

鳥かご － (　　　　)

ラクダ － (　　　　)

(　　　　) － 隣人

(　　　　) － バーゲンセール

つぶらな － (　　　　　　　)

(　　　　) － 勘当

もち － (　　　　)

(　　　　) － 腕時計

コラム②
円周率の記憶法あれこれ

　記憶力が高まると、話題の幅が広がったり、勉強や仕事が早く終わるなど、いろいろな良いことがありますが、その記憶力を競う最高峰とも言えるのが、「円周率の記憶」です。
　世の中には、円周率を何万ケタも記憶して、すべて暗唱できる人たちがいます。
　それほどの情報量を脳内に留められるという人間の潜在能力には驚きますが、ここではそんな"円周率"の日本語と英語での記憶法を、息抜きとしてご紹介したいと思います。

①日本語 → ゴロ合わせで覚える
　日本語の場合は、数字に「読み」を当てて覚える、いわゆる「ゴロ合わせ」が最もよく用いられています。有名なものに「産医師(3.14)異国に(1592)向こう(65)、産後(35)厄なく(8979)……」(3.14159265358979……)といったものがあります。数字1ケタあたりに1〜2文字の言葉を当てていくことができるので、効率の良い記憶法と言えます。

②英語 → 単語の「文字数」で覚える
　英語の場合はゴロを合わせるのが難しいので、単語の「文字数」を使って覚える方法があります。例えば、`Yes, I have a number.'(3.1415……)などです。こちらは、一つの数字に対してさまざまな言葉を選べるので、文章の幅が広く、インパクトのある覚え方を作りやすいというメリットがあります。

　このように、国や言語ごとに、いろいろな記憶法が生まれています。脳力を高めるための人々の工夫は、国や時代をも超えて、脈々と受け継がれているのです。

メモリー・アップ
人名編

ルール説明

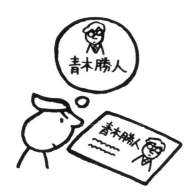

問題ページのカードにある、「顔」と「名前」を結びつけて覚えよう！

解答ページでは名刺がシャッフルされているので、顔から名前を思い出して書こう！

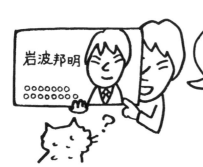

余裕があったら、勤務先・役職・職業を一緒に思い出せるかどうかチャレンジしてみよう！

🐾 人名編 1

青木　勝人
四菱商事
第1課課長

水沢　滝子
漫画家

ジョー・フィールドマン
Orange, Inc.

武田　真文
小松田聖子
マネージャー

チャン　チェア
張　哲
香港エレクトロニクス
営業部部長

三笠　赤男
格闘家

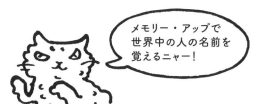

メモリー・アップで世界中の人の名前を覚えるニャー！

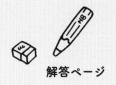

解答ページ

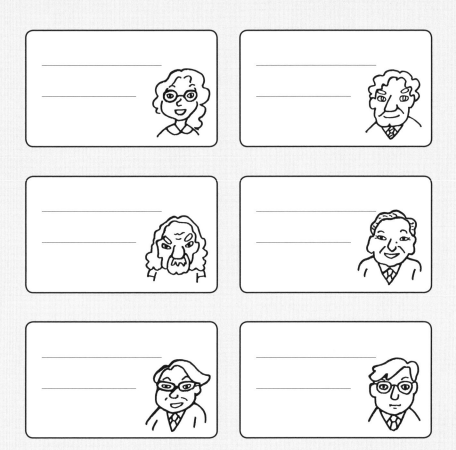

🐾 人名編 2

桐谷　隆一 会社員（メーカー）	大江　千佳子 銀行員
ジャスティン・リチャードソン 英会話講師	松山　卓郎 医師
蓼丸　治樹 飲食店経営	新田　良美 主婦

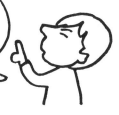

自分の中で「ニックネーム」をつけてみると覚えやすいかも？
例：「石田 大五郎」→「石ちゃん」
　　「新井 健太」→「アラケン（ちゃん）」

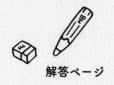
解答ページ

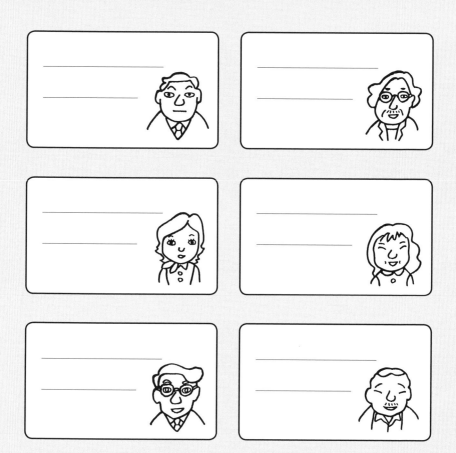

😺 人名編 3

田中　裕二郎	David Garcia ディビッド・ガルシア
新木　瑞樹	府　麗紅 フー・レイホン
Isabella Howard イザベラ・ハワード	御手洗　ハル

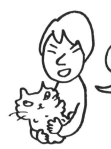

外国の人の名前は
カタカナで覚えてもいいよ！
名前だけだと難しいかな？

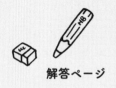

解答ページ

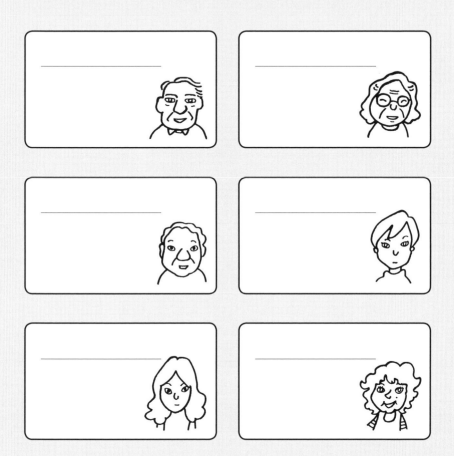

🐾 人名編 4

Constantine Alexander
コンスタンティン・アレクサンダー
（英国）

Heinrich Leonhardt
ハインリッヒ・レオンハート
（ドイツ）
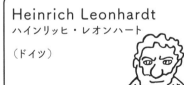

Pulkheriya Gorbachev
プリヘーリヤ・ゴルバチョフ
（ロシア）

Milene Cartier
ミレーヌ・カルティエ
（フランス）

Luciano De Martino
ルチアーノ・デ・マルチーノ
（イタリア）

李　欣怡
リ・シンイー
（中国）

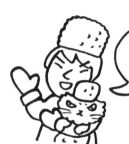

できる人は、カタカナだけでなくアルファベットや漢字表記の名前も覚えてみよう！

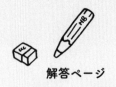
解答ページ

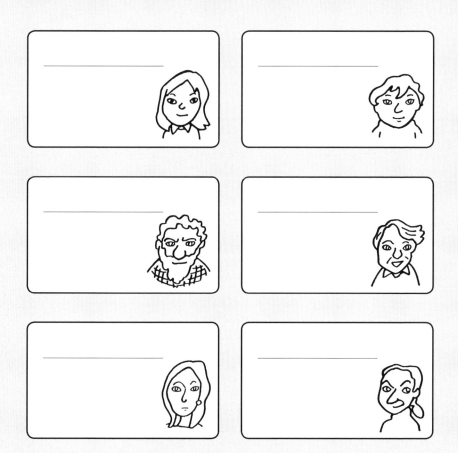

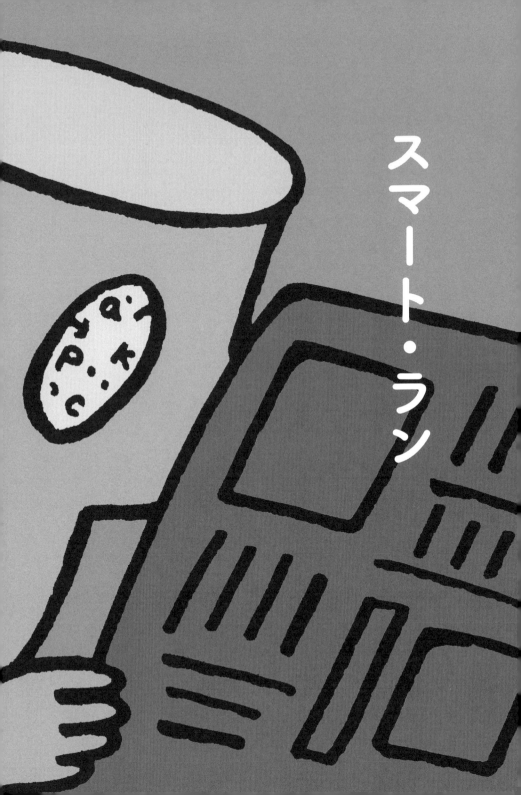

スマート・ラン　STEP1
「○つけ力」トレーニング

---ルール説明---

制限時間内に、文章を素早く読んで……

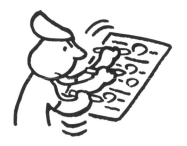

文章のキーワードや重要エリア（情報濃度の高い部分）に最速で○をつけていけ！

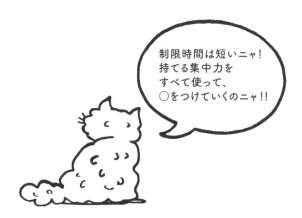

制限時間は短いニャ！
持てる集中力を
すべて使って、
○をつけていくのニャ！！

1　ストレスや集中力アップに効くツボは？

　複雑な人間関係、ストレスフルな社会生活……。

　今回は、そんな日常に疲れた時の心強い味方、ストレスに効くと言われるツボをご紹介します。

　まずは「だん中」、これは胸の中央部分（左右の乳頭の中心）にあるツボです。ストレスを和らげたり、集中力アップの効果があると言われています。息を吐きながら押し、吸う時に離すのを5回〜10回繰り返すと効果的です。

　次に「百会(ひゃくえ)」、これは頭のてっぺんにあるツボです。指の腹で、やさしく心地よく感じる程度に押します。ストレスを癒し、不眠症にも効くと言われています。

　最後は「労宮(ろうきゅう)」、これは手のひらの中央のくぼんでいるところにあるツボです。親指の腹でやや強めに指圧すると精神の疲れがとれ、ストレス解消に効くと言われています。

上の文章の大事な言葉に○をつけていってね！次ページにこの文章の中の大事な言葉が太字になって載っているよ。

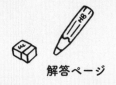

解答ページ

複雑な人間関係、ストレスフルな社会生活……。

今回は、そんな日常に疲れた時の心強い味方、ストレスに効くと言われるツボをご紹介します。

まずは「**だん中**」、これは**胸の中央部分（左右の乳頭の中心）**にあるツボです。**ストレスを和らげたり、集中力アップ**の効果があると言われています。息を吐きながら押し、吸う時に離すのを**5回〜10回**繰り返すと効果的です。

次に「**百会**」、これは**頭のてっぺん**にあるツボです。指の腹で、やさしく心地よく感じる程度に押します。**ストレスを癒し、不眠症**にも効くと言われています。

最後は「**労宮**」、これは**手のひらの中央のくぼんでいるところ**にあるツボです。親指の腹で**やや強め**に指圧すると**精神の疲れ**がとれ、ストレス解消に効くと言われています。

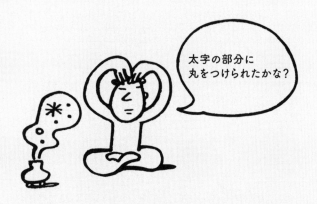

2　ゲーミフィケーションって？

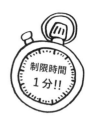

　ゲーミフィケーションとは、顧客ロイヤリティや社内活性化などを目的として採られる、「ゲームデザイン」を応用した手法である。

　ゲーム性を導入することで娯楽性向上や自発性促進につなげ、企業の生産性アップに貢献する手法として知られる。

　導入例としては、顧客向けサービスでは店舗を訪れるとポイントを付与し、ポイントが貯まると「称号」が上がったり、ポイントを使って顧客同士でゲームが出来たりするもの、社内向けサービスではお互いの社員の良いところを見つけて褒めると「笑顔ポイント」が貯まって良いことがあるなど、さまざまな形での導入が考えられる。

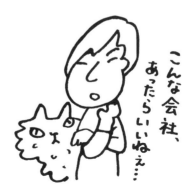

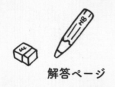
解答ページ

　ゲーミフィケーションとは、**顧客ロイヤリティ**や**社内活性化**などを目的として採られる、**「ゲームデザイン」**を応用した手法である。

　ゲーム性を導入することで**娯楽性向上**や**自発性促進**につなげ、企業の**生産性アップ**に貢献する手法として知られる。

　導入例としては、顧客向けサービスでは店舗を訪れるとポイントを付与し、ポイントが貯まると**「称号」**が上がったり、ポイントを使って顧客同士でゲームが出来たりするもの、社内向けサービスではお互いの**社員の良いところを見つけて褒める**と「笑顔ポイント」が貯まって良いことがあるなど、さまざまな形での導入が考えられる。

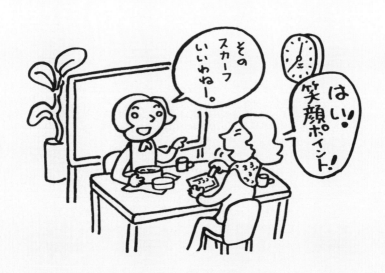

3 日本の近代史 明治時代

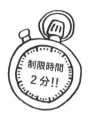

（1900〜 一部）

1900 治安警察法が制定される。
日清戦争後に急速に高まりを見せていた労働運動の取り締まりを目的として作られたが、敗戦直後の1945年11月に廃止。

1902 日英同盟：日本とイギリスの軍事同盟。1923年に失効。

1903 日本とロシアの間で朝鮮半島の利権をめぐる対立が起こる。
外務大臣小村寿太郎と、駐日ロシア公使ローゼンとの間で交渉を行う。

1904 交渉は決裂し、日露戦争が開戦。1905年にアメリカの仲介によって、アメリカ・ポーツマス近郊で終戦交渉を行いポーツマス条約で講和した。

1909 伊藤博文が中国のハルビンで、朝鮮独立運動家の安重根（アンジュングン）によって暗殺された。

1910 大逆事件（幸徳事件）：幸徳秋水ら社会主義者が、明治天皇の暗殺を企てたとして検挙・処刑された。

1911 関税自主権の回復：外務大臣小村寿太郎らの貢献により、不平等条約の完全な改正が達成された。関税を自国で自主的に定められるようになり、その後の国内産業の発展に大きく貢献した。

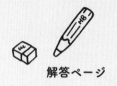

解答ページ

(1900〜 一部)

1900　**治安警察法**が制定される。
　　　日清戦争後に急速に高まりを見せていた**労働運動**の取り締まりを目的として作られたが、敗戦直後の**1945年11月に廃止**。

1902　日英同盟：日本とイギリスの**軍事同盟**。1923年に失効。

1903　日本とロシアの間で**朝鮮半島**の利権をめぐる対立が起こる。
　　　外務大臣小村寿太郎と、**駐日ロシア公使ローゼン**との間で交渉を行う。

1904　交渉は決裂し、**日露戦争**が開戦。**1905年にアメリカ**の仲介によって、アメリカ・ポーツマス近郊で終戦交渉を行い**ポーツマス条約**で講和した。

1909　**伊藤博文**が中国のハルビンで、朝鮮独立運動家の**安重根**によって暗殺された。

1910　**大逆事件（幸徳事件）**：幸徳秋水ら社会主義者が、**明治天皇の暗殺**を企てたとして検挙・処刑された。

1911　**関税自主権の回復**：外務大臣小村寿太郎らの貢献により、**不平等条約**の完全な改正が達成された。関税を自国で自主的に定められるようになり、その後の**国内産業の発展**に大きく貢献した。

4 『虚血性心疾患』(狭心症・心筋梗塞)ってどんな病気?

　狭心症や心筋梗塞のことをまとめて虚血性心疾患と言いますが、これらは心臓病の中でも近年増加傾向にある重大な疾患です。テレビのニュース等で「狭心症」や「心筋梗塞」の言葉を聞くことも多く、有名な疾患と言えるでしょう。

　しかし、それが実際にどういう原因で起こる病気なのかを知っている人は意外と少ないのではないでしょうか?

　まず、虚血性心疾患の「虚血」とは『血が不足する』ことを指します。

　心臓は体全身に血流を送るポンプですが、そのポンプを継続的に動かし続けるための動力源として、心臓自身も血流を受けて栄養をもらっているのです。

　しかし、ある理由により、その心臓に栄養を供給する血流が不足すると、心臓はエネルギー切れ(虚血)になり、さまざまな不調が引き起こされます。

　その理由とは、心臓に血液(栄養)を届けている血管が詰まったり細くなったりして、血流が途絶えてしまうことです。

　心臓のいろいろな部分に栄養を届けるために、たくさんの血管が走っていますが、そのうちどこかの血管が詰まって栄養不足になると、その血管が栄養を届けている部分の心臓の筋肉(心筋)が栄養不足に陥ってしまうわけです。

　一時的な心筋の栄養不足によって、不足した部分が痛むのが狭心症です。

　狭心症の状態が続いて、その部分の心筋が壊死してしまうのが心筋梗塞です。こうなると、壊死した心筋は元に戻りません。

　狭心症や心筋梗塞とは、心臓の一部が栄養不足になってその部分の筋肉が弱っていき、やがて壊死して心臓のポンプ機能が低下してしまうという病気なのですね。

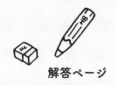
解答ページ

　狭心症や**心筋梗塞**のことをまとめて**虚血性心疾患**と言いますが、これらは心臓病の中でも近年増加傾向にある重大な疾患です。テレビのニュース等で「狭心症」や「心筋梗塞」の言葉を聞くことも多く、有名な疾患と言えるでしょう。

　しかし、それが実際にどういう原因で起こる病気なのかを知っている人は意外と少ないのではないでしょうか？

　まず、虚血性心疾患の「虚血」とは『**血が不足する**』ことを指します。
心臓は**体全身に血流を送るポンプ**ですが、そのポンプを継続的に動かし続けるための動力源として、心臓自身も血流を受けて**栄養をもらっている**のです。

　しかし、ある理由により、その**心臓に栄養を供給する血流が不足する**と、心臓はエネルギー切れ（虚血）になり、さまざまな不調が引き起こされます。

　その理由とは、心臓に血液（栄養）を届けている**血管が詰まったり細くなったり**して、血流が途絶えてしまうことです。

　心臓のいろいろな部分に栄養を届けるために、たくさんの血管が走っていますが、そのうちどこかの**血管**が詰まって**栄養不足**になると、その血管が栄養を届けている部分の**心臓の筋肉（心筋）**が栄養不足に陥ってしまうわけです。

　一時的な心筋の栄養不足によって、**不足した部分が痛む**のが狭心症です。

　狭心症の状態が続いて、その部分の心筋が**壊死してしまう**のが心筋梗塞です。こうなると、壊死した心筋は元に戻りません。

　狭心症や心筋梗塞とは、心臓の一部が栄養不足になってその部分の筋肉が弱っていき、やがて壊死して**心臓のポンプ機能が低下してしまう**という病気なのですね。

コラム③
日常でも、大事なところに「○」をつける習慣を持とう！

「スマート・ラン　STEP1」はいかがでしたか？
　このSTEP1は、ニュースや本などの文章において、重要な情報はどれかを素早く見極めて○をつける訓練でしたが、実はこれは、日常生活の中においても、とても重要なことです。
　情報氾濫時代と言われる現代、情報の海の中から、自分にとって必要なものを選択・判断する力は、ますます必要になっていきます。日ごろ目に映るものの中にも、重要な情報を持つものと、そうでないものが混在しているのです。
　ですから、どれが自分にとって重要なもので、どれが不要なものかをすぐに判断できる力が必要なのです。
　そこで、目に映るものの中で大事なものに、頭の中ですばやく「○」をつける習慣が重要になってきます。
　例えば、今あなたの視界にあるものの中で、重要なものはなんでしょうか？
　自分のやらなければならない仕事に関連したものや、読もうと思っている本などがあれば、それに頭の中で素早く「○」をつけましょう。
　また、なければ「ない」で良いのです。目の前に重要なものがないのであれば、それらにあまり多くの時間を割かないことが肝要です。
　そういう意味では、「スマート・ラン」は、「生きるための情報選択」の力であるとも言えます。
　日常的に、自分の視界に映るもののうち、「大事なところに○をつける」習慣を持ちましょう。
　それを続けることで、この現代の情報社会をスマートに切り抜ける、「情報選択力」を高めることができます。

スマート・ラン　STEP 2
「キーワード記憶」トレーニング

ルール説明

文章を素早く読んで、STEP 1で○をつけたところ（キーワード、重要な情報の部分）を最速で覚えていこう‼（最初の1～2回は○をつけてもOK）

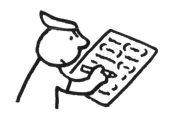

解答ページでは、キーワード、重要な情報の部分が（　　）になっている！　思い出して、できるだけ多く再現せよ‼

このトレーニングでは、単純な「記憶力」と、文章中の重要な情報をいかに素早く取り出せるかという「情報選択力」が鍛えられるニャ‼

1　最近の洋楽のヒットソングってどんな感じ？

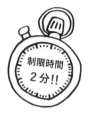

最近の洋楽のヒットソングにはどのようなものがあるのでしょうか。以下は2013年の年間シングルビルボードランキング（一部抜粋）です。気になる曲があったら、チェックしてみましょう。

米シングルビルボード　2013年　年間ランキング（一部抜粋）
1位　Thrift Shop〈マックルモア & ライアン・ルイス　ft. ワンズ〉
3位　Radioactive〈イマジン・ドラゴンズ〉
6位　Mirrors〈ジャスティン・ティンバーレイク〉
7位　Just Give Me A Reason〈ピンク　ft. ネイト・ルイス〉
9位　Cruise〈フロリダ・ジョージア・ライン　ft. ネリー〉

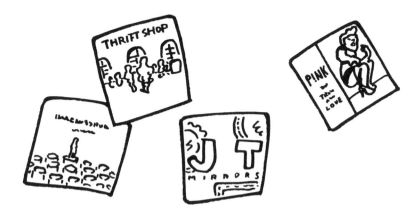

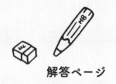

解答ページ

　最近の洋楽のヒットソングにはどのようなものがあるのでしょうか。
　以下は2013年の年間シングル（　　　　）ランキング（一部抜粋）です。
　気になる曲があったら、チェックしてみましょう。

米シングルビルボード　2013年　年間ランキング（一部抜粋）
　1位　（　　　　　）〈マックルモア ＆ ライアン・ルイス ft. ワンズ〉
　（　）位　Radioactive〈イマジン・（　　　　）〉
　6位　（　　　　　）〈ジャスティン・ティンバーレイク〉
　7位　Just Give Me A Reason〈（　　　）ft. ネイト・ルイス〉
　9位　Cruise〈（　　　　　　　　　　　　）〉

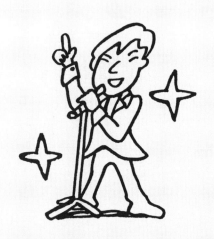

2　心肺蘇生法の概略

倒れている人を見つけた時に行う「心肺蘇生法」の手順の概略です。

① 肩を叩きながら、「わかりますか？」と声をかけて意識を確認する。
② 反応がなかったら、「誰か来てください！」と大声で助けを呼び、119番通報とAEDを持ってきてもらうように依頼する。
③ 胸と腹部の動きを見て、呼吸を確認する〈10秒以内に行う〉。
④ 普段通りの呼吸がない場合、すぐに胸骨圧迫を30回行う〈胸の真ん中が目安〉。
⑤ 胸骨圧迫の後、人工呼吸を2回行う。
⑥ 以降、AED到着まで、胸骨圧迫30回と人工呼吸2回を繰り返して行う。
⑦ AEDが到着したら電源を入れ、電極パッドを胸に貼る。
⑧ 電気ショックの必要性をAEDが判断し、ショックを行う場合には傷病者から全員離れて、ショックボタンを押す。
⑨ 以後は、AEDの音声メッセージに従う。

※参考：東京消防庁ウェブサイト「心肺蘇生の手順」
http://www.tfd.metro.tokyo.jp/lfe/kyuu-adv/life01-2.html
※上記はあくまで概略ですので、手順の詳しい内容については、こちらの東京消防庁のウェブサイトや、日本医師会のウェブサイトなどでご確認ください。

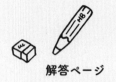

解答ページ

倒れている人を見つけた時に行う「心肺蘇生法」の手順の概略です。

① (　　) を叩きながら、「わかりますか？」と声をかけて (　　) を確認する。

② 反応がなかったら、「誰か来てください！」と大声で助けを呼び、(　　　) と (　　　) を持ってきてもらうように依頼する。

③ (　　) と (　　) の動きを見て、呼吸を確認する〈(　　) 秒以内に行う〉。

④ 普段通りの呼吸がない場合、すぐに (　　　) を (　　) 回行う〈胸の真ん中が目安〉。

⑤ 胸骨圧迫の後、(　　　) を (　　) 回行う。

⑥ 以降、AED 到着まで、胸骨圧迫 (　　) 回と人工呼吸 (　　) 回を繰り返して行う。

⑦ AED が到着したら電源を入れ、(　　　　) を胸に貼る。

⑧ 電気ショックの必要性を AED が判断し、ショックを行う場合には (　　　) から全員離れて、ショックボタンを押す。

⑨ 以後は、AED の音声メッセージに従う。

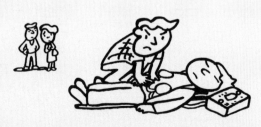

3　統計でよく使う「有意差」ってどんな意味？

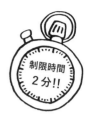

「有意差がある」というのは、「偶然、差があるとするにはできすぎている」という意味です。

　例えばあるサイコロを振って1の目が100回中80回出たとします。通常のサイコロで1の目が出る確率は6分の1なので、平均して100回中17回ぐらいしか出ないはずです。100回中80回も出たとすると、そんな偶然が「たまたま」起こった確率は極めて低いです。つまり「偶然にしてはできすぎている」ため、これは通常のサイコロではなく、例えば1が出やすいように細工してあるサイコロだ、などと推定できます。

　統計学では、「偶然に起こった確率が5％以下」なら、「それは偶然ではない」と推定する考え方があります。

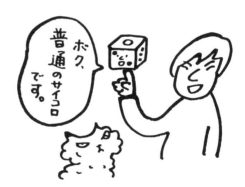

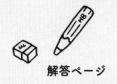
解答ページ

「（　　　）がある」というのは、「（　　　）、差があるとするにはできすぎている」という意味です。

　例えばあるサイコロを振って1の目が100回中（　　　）回出たとします。通常のサイコロで1の目が出る確率は（　　　　）なので、平均して100回中17回ぐらいしか出ないはずです。100回中80回も出たとすると、そんな偶然が「たまたま」起こった確率は極めて低いです。つまり「偶然にしてはできすぎている」ため、これは（　　　）サイコロではなく、例えば1が出やすいように（　　　　）サイコロだ、などと推定できます。

　（　　　）では、「偶然に起こった確率が（　　）％以下」なら、「それは偶然ではない」と推定する考え方があります。

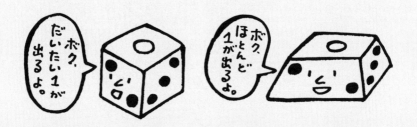

4　音楽で出てくる「カノンコード」って何？

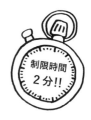

「カノンコード」とは、音楽のコード進行の一つで、「黄金コード」とも呼ばれており心地よく美しい響きで、J-POPでもよく使われる。

　パッヘルベルの「カノン」という曲が元になっている〈ちなみにその当時はコード進行という概念はなかった〉。
「翼をください」「少年時代」「負けないで」「First Love」「愛をこめて花束を」「Endless Rain」「終わりなき旅」など、幅広い曲で使用されているコード進行である。

　これと「王道進行」「小室進行」を合わせて、J-POPの「3大コード進行」とも言われる。

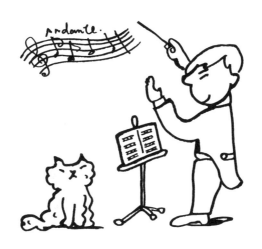

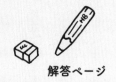
解答ページ

「カノンコード」とは、音楽の（　　　　　）の一つで、「（　　）コード」とも呼ばれており心地よく美しい響きで、J-POPでもよく使われる。

　　（　　　　　）の「カノン」という曲が元になっている〈ちなみにその当時は（　　　　）という概念はなかった〉。

「翼をください」「（　　　　）」「負けないで」「（　　　　　）」「愛をこめて花束を」「Endless Rain」「終わりなき旅」など、幅広い曲で使用されているコード進行である。

　　これと「（　　　　）」「（　　　　）」を合わせて、J-POPの「3大コード進行」とも言われる。

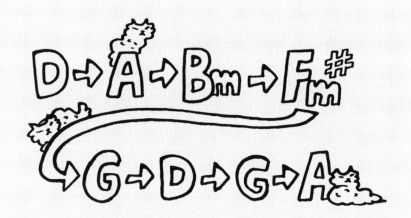

5　世界で最も売れたゲームは？

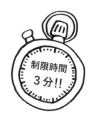

　この数十年で急速に発展し、娯楽として人々の生活の一部となったゲーム。そのゲーム業界で歴代、世界で最も売れたものとは何でしょうか？
　以下が世界歴代ゲーム売上ランキング〈一部〉です。

　　歴代1位　　Wiiスポーツ　〈約7700万本〉
　　歴代2位　　スーパーマリオブラザーズ　〈約4000万本〉
　　歴代3位　　ポケットモンスター　赤/緑/青　〈約3100万本〉
　　　　　　── 中略 ──
　　歴代10位　Nintendogs　〈約2400万本〉
　　　　　　── 中略 ──
　　歴代17位　脳を鍛える大人のDSトレーニング　〈約1900万本〉
　　　　　　── 中略 ──
　　歴代20位　スーパーマリオブラザーズ3　〈約1700万本〉

　驚くことに、歴代トップ20はすべてメーカーが任天堂です〈1983年〜2011年集計〉。いかにこの企業が、これまでのゲーム業界の発展に大きく貢献してきたかがわかります。

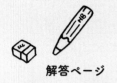
解答ページ

　この数十年で急速に発展し、娯楽として人々の生活の一部となったゲーム。そのゲーム業界で歴代、世界で最も売れたものとは何でしょうか？
　以下が世界歴代ゲーム売上ランキング〈一部〉です。

歴代１位　（　　　　　　　）〈約7700万本〉
歴代２位　スーパーマリオブラザーズ　〈約（　　　　　）万本〉
歴代３位　ポケットモンスター　（　　　　　　）〈約3100万本〉
　　　　　── 中略 ──
歴代（　　）位　Nintendogs　〈約2400万本〉
　　　　　── 中略 ──
歴代17位　（　　　　　　　）大人のDSトレーニング　〈約1900万本〉
　　　　　── 中略 ──
歴代20位　スーパーマリオブラザーズ（　　）〈約1700万本〉

　驚くことに、歴代トップ（　　）はすべてメーカーが（　　　　）です〈1983年〜2011年集計〉。いかにこの企業が、これまでのゲーム業界の発展に大きく貢献してきたかがわかります。

6 アルツハイマー病とパーキンソン病の違いは？

　よくニュース等で、神経系の疾患としてアルツハイマー病とパーキンソン病という言葉を聞きます。
　似た名前の疾患ですが、具体的にどのように違うのでしょうか？
　アルツハイマー病とは、認知症の一種であり、神経細胞のたんぱく質の変性〈変化〉などが原因で起こると言われています。
　健忘〈記憶障害、物忘れ〉や見当識障害〈自分がどこにいるかわからない〉が起こり、最終的には日常生活に支障をきたすようになってきます。
　現在、根本的な治療法はありませんが、薬物療法で症状を遅らせる治療を行います。
　一方、パーキンソン病とは、脳内のドーパミンが不足することにより起こる神経疾患で、力を抜いた時に手足がふるえる、関節が固くなる〈固縮〉、動きが遅くなる、などの症状が出ます。
　こちらも根本的な治療法は見つかっておらず、対症療法としてレボドパなどの薬で進行を遅らせる治療をします。
　名前は似ていますが、両者の原因は異なり、また症状も大きく異なる疾患なのですね。

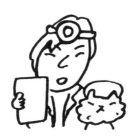

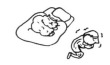

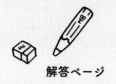
解答ページ

　よくニュース等で、（　　　　）の疾患としてアルツハイマー病とパーキンソン病という言葉を聞きます。
　似た名前の疾患ですが、具体的にどのように違うのでしょうか？
　アルツハイマー病とは、（　　　　）の一種であり、神経細胞の（　　　　）の変性〈変化〉などが原因で起こると言われています。
　（　　　）〈記憶障害、物忘れ〉や（　　　　　）〈自分がどこにいるかわからない〉が起こり、最終的には日常生活に支障をきたすようになってきます。
　現在、根本的な治療法はありませんが、（　　　　）で症状を遅らせる治療を行います。
　一方、パーキンソン病とは、脳内の（　　　　）が不足することにより起こる（　　　　）で、力を抜いた時に手足がふるえる、関節が固くなる〈固縮〉、動きが遅くなる、などの症状が出ます。
　こちらも根本的な治療法は見つかっておらず、対症療法として（　　　　）などの薬で進行を遅らせる治療をします。
　名前は似ていますが、両者の原因は異なり、また症状も大きく異なる疾患なのですね。

コラム④
日々のニュースで、「スマート・ラン」しよう!

「スマート・ラン STEP2」では、重要な情報が書かれてある部分だけを素早く判別して、それを効率的に覚えるトレーニングを行いました。

この能力が高まると、どんな情報も自然と頭に入りやすくなり、また脳内に重要な情報だけが集まってくるようになります。

ですので、本書の中だけでなく、ぜひ日々のニュースでも「スマート・ラン」して、「大事なことほど忘れにくくなる脳」を作りましょう。

やり方は簡単です。

日々の新聞やテレビのニュースで、この「スマート・ラン」と同じことを行えば良いのです。

まず全体を素早くざっと見て、重要そうなところに頭の中で「○」をつける。

そしてその部分を重点的に覚えて、ニュース全体の骨格をつかむ。

この一連の流れを、なるべく素早く、トレーニング感覚で行うようにするのがコツです。

最近では自分の欲しいニュースをピンポイントで送ってくれるスマートフォンのアプリも流行っていますが、ますます「ニュースを素早く読める力」が役立つ場面は増えてきています。

新聞やネットニュースなどの情報を、「スマート・ラン」で素早く知識として蓄えることができれば、手に入れられる情報量が多くなり、また、短い時間で重要な部分だけを覚えることができます。

「スマート・ラン」は、日常の中で使ってこそ、その真の力を発揮するのです。

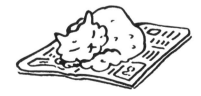

スマート・ラン　STEP 3
「文章記憶」トレーニング

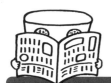

ルール説明

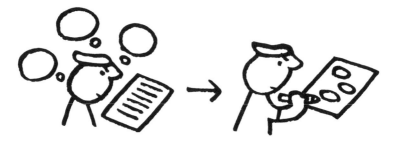

文章が出てくるので、STEP 2と同じようにキーワードや重要エリアを中心に覚えよう！

解答ページでは最終的に文章全体を再現しますが、まずキーワードや重要エリアだけ再現して書いていこう！

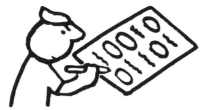

それから、キーワードや重要エリア同士の「つながり」を思い出して、間を埋めるようにして文章全体をなるべく正確に再現してみよう！

最初の1〜2回は、キーワードや重要エリアに○をつけながら覚えていってもOK！

1　クーリング・オフの手続き

　一部商品で適用が可能な「クーリング・オフ」の手続きです。

① 書面を発送する日が、契約書面を受け取った日から８日以内にあたるか確認する。
② 内容証明郵便か書留郵便で、販売業者に「解約」を通知する。
③ 購入した商品を送り返す時には、発送の費用はすべて先方負担（料金受取人払い）で処理する。
④ 現金で買った場合でも契約書類や領収書は、必ずとっておく。

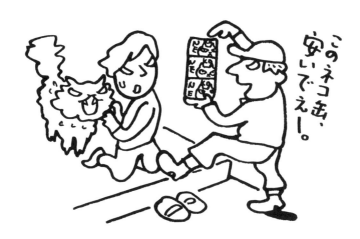

※引用：警視庁ウェブサイト「クーリング・オフをご存知ですか」
http://www.keishicho.metro.tokyo.jp/seian/anote/anote4.htm

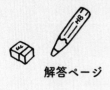
解答ページ

2 鼻血が出た時の対処法

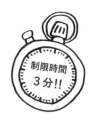

　鼻血が出た時に、ティッシュペーパーを詰めたり、首の後ろをトントンと叩いたり、上を向いて待つといった行為は、医学的に効果が乏しく、正しい止血方法ではありません。

　止血の基本は圧迫であるため、下を向いた状態で小鼻を親指と人差し指で強くつまんでしばらく待つのが正しい鼻血の止血方法です。ちなみに、鼻血の出血部位の大半は、鼻中隔（びちゅうかく）（鼻の中央にあるしきり）の前方にある「キーゼルバッハ部位」という場所です。

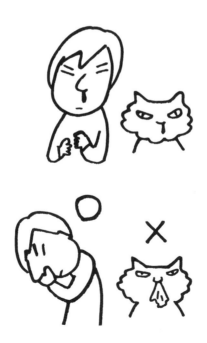

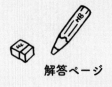
解答ページ

3 やせるのに寄与すると言われるホルモン「GLP-1」って？

「GLP-1」とは「グルカゴン様ペプチド-1」の略で、1983年に発見されたホルモンである。

膵臓(すいぞう)からのインスリン分泌を促進し、糖尿病の治療薬として国内・海外でも用いられている。

また、中性脂肪の吸収を阻害する効果もあると言われる。

糖尿病の治療薬としてしか認可されていないが、サバなどに含まれるEPAという成分がGLP-1の分泌を促進するとしてテレビ番組でも紹介された。

もともと、誰もが分泌しているホルモンなので、食生活を見直すことでやはり体重コントロールにつながるのだと言える。

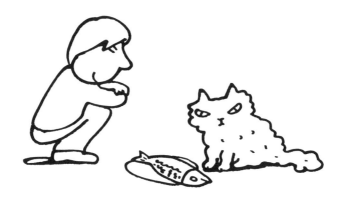

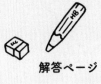
解答ページ

4　世界一の司会者 「オプラ・ウィンフリー」って？

　レディー・ガガやビヨンセを抑え芸能界で世界一高収入な黒人女性、オプラ・ウィンフリーをご存じだろうか。
　日本ではあまり知られていないため、「誰だろう？」と思う方もいるかもしれない。
　オプラは「世界で最も有力な女性」と称され、その資産額は約1800億円（経済誌「フォーブス」調べ、2007年）。
「フォーブス」の2010年のランキング「エンターテイメント界で最も稼いだ人物」でも堂々1位（日本円で年収約258億円）となり、冠番組「オプラ・ウィンフリー・ショー」司会のギャラだけで年間200億円という、アメリカテレビ界において破格の高給取りである。
　司会だけでなく俳優業も行っており、アカデミー助演女優賞にもノミネートされたことがある。
　さらに書評した書籍がベストセラーになって「オプラ・ブック・クラブ」を設立するなど、各業界への絶大な影響力を持つ。
　また慈善活動も積極的に行っており、これまでに計250億円の寄附を行ったとされている。
　世界レベルの規格外の大物「オプラ・ウィンフリー女史」、気になる方はぜひ、チェックしてみては？

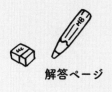
解答ページ

5　リーマンショックとは何だったのか？

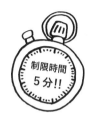

　リーマンショックとは、アメリカの住宅バブルの崩壊、およびサブプライムローンと呼ばれる低所得者向けの住宅ローンが破綻したことによって全世界的に損失が広がり、そのうち米大手投資銀行の「リーマン・ブラザーズ」が破産したことで連鎖的に生じた世界同時不況のことである。

　サブプライムローンとはすなわちローンを返済できないような人たちに住宅ローンを貸し付けることであり、本来成立するはずがない制度のはずだが、当時アメリカでは住宅価格がずっと上がり続けており、返済できなくても家を差し押さえて高値で売れば利益が出るから問題ないとして、大量の人々にほぼ無条件でローンを貸し付けていった。

　しかし当然ながら住宅価格が永遠に上がり続けることはなく、バブルが弾けて住宅価格は下落した。

　それによって巨額の損失が生じ、しかも債券という形で外部からも資金の投資があったため、損失は世界的に広まった。

　この損失のあおりを受けてリーマン・ブラザーズが破産し、世界同時不況が起こったとされている。

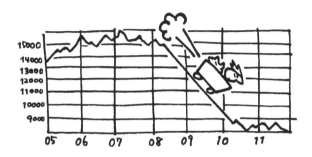

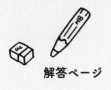
解答ページ

6 プロが選んだ
日本のホテル・旅館総合ランキングとは？

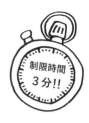

　以下は、旅行新聞新社主催の、全国の旅行会社の投票による「プロが選んだ日本のホテル・旅館総合ランキング」のTOP 5です（2012年度）。
たまった日々の疲れを、最高のホテル・旅館で癒すのも良いですね。

　1位　加賀屋　（石川県／和倉温泉）
　2位　日本の宿古窯　（山形県／かみのやま温泉）
　3位　白玉の湯泉慶・華鳳　（新潟県／月岡温泉）
　4位　稲取銀水荘　（静岡県／稲取温泉）
　5位　水明館　（岐阜県／下呂温泉）

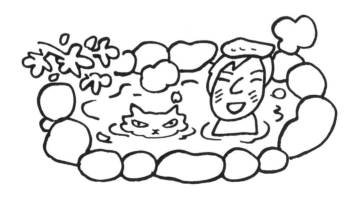

※参考：日本旅行ウェブサイト「プロが選ぶ　日本のホテル・旅館100選」
http://www.nta.co.jp/yado/ranking/100sen/

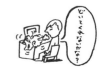

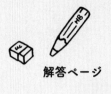
解答ページ

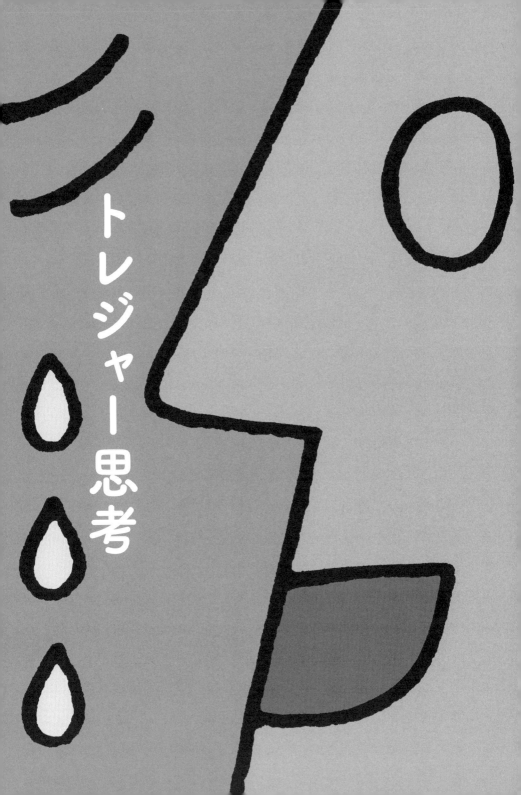

トレジャー思考
幸せ直結！
「ポジティブ力アップ」トレーニング

ルール説明

まず、ネガティブなシチュエーションが出てきます。

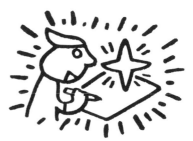

そのシチュエーションに対して、何でもいいので良い面を見つけて、＿＿＿＿＿欄にポジティブなことを書こう！

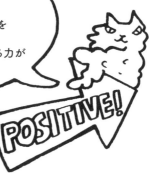

良いアイデアが出てこなくても、「良い面を考えようとする」こと自体に「幸せ脳」効果があるニャー。
この「トレジャー思考」のトレーニングを数回繰り返すだけで、物事をポジティブな面からとらえられる力がぐっとアップするのニャー！

1 全財産とカードが入った財布をなくした……

Question.

ある日家に帰って鞄をのぞいたあなたは、自分の全財産や大切なクレジットカード等を入れた財布を、落としたのか盗まれたのかはわかりませんが、とにかくなくしてしまったことに気付きました。

あわてて帰り道を逆走して捜したり、警察に遺失物届を出したりしましたが、財布は見つかりません。

結局、あなたの全財産が入った財布は戻ってきませんでした……。

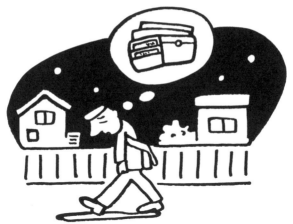

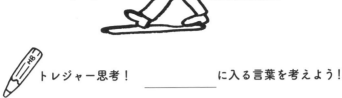

トレジャー思考！　＿＿＿＿＿＿に入る言葉を考えよう！

Answer.

なくしたことで＿＿＿＿＿＿＿＿＿＿＿＿＿＿＿＿できた

解答例1

なくしたことで　厄払い　できた

　交通事故で脊髄損傷になったとか、もっと一生に関わる事故もあるのに、一時的なことで済む事件で良かった——。

　もっと恐ろしい事件のことを考えれば、この程度で済んで良かったと思えるもの。

　ちなみにこの「もっと恐ろしいこともあり得た」という、『下見て比較』のトレジャー思考は、この例に限らずいろいろな場面で使えます。状況が悪くても、「もっと悪いこと」を回避できた、と考えれば、良かったと思える気持ちがふつふつと湧いてくるものです。

解答例2

なくしたことで　お金の大事さを身に染みて理解　できた

　今回のことでお金の大事さを身を以て痛感して、以後は不要なムダ遣いを止められるようになったり、節約の感覚が増したりすれば、将来の節約効果が今回の損失（落とした金額）を上回って、トータルで得ができることになります。

　もしここでお金を落としていなかったら、浪費の癖も直らず、お金がどんどん減っていく生活だったかもしれません。

　これからの将来全体にわたって、数百万円単位の節約効果、つまり数百万円儲かると考えたら、今回の落とした財布の中の金額程度は、ものすごく安い授業料と考えられます。むしろ、あの時財布が落ちてくれてありがとう、と思える程にお金が入ってくるわけです。

　このように、表面上は一見損に思える事柄の裏に、ロングスパンだと得ができる「福袋効果」が潜んでいることが多くあります。今回は「本能的な節約習慣を得る」ことで一生儲かる、という隠れた効果（トレジャー）が埋まっていたわけです。

　嫌なことがあって自分がツイていないと思ったら、その裏の「福袋効果」を探すトレジャー思考を試してみましょう！　特に自分の習慣を変えると、トータルで得になることが多いものです。

[解答例3]

なくしたことで 「捨てる」という経験を得ることが できた

　人間、なかなか自分の持っているものを捨てて、ゼロからやり直すという気持ちを持てないもの。
　どうしても自分の今までの実績や、築き上げてきたものにしがみついてしまい、ゼロの気持ちに戻って新しい挑戦をして自分を広げる、ということが嫌になってくるのです。結果、マンネリ志向になってしまって、現状を打開できないということになります。
　わかってはいるのだけれど、なかなか具体的な行動に移せない、ということもありますね。
　これは自分の決意だけではどうにもならない部分もありますが、「自分の持っているものを捨てる」「ゼロに戻る」という経験は、実はとても貴重なものなのです。
　今回の財布の件は、ゼロに戻ってまた謙虚に一から出直すという、自らを大きく成長させる「捨てる経験」を与えてくれ、停滞している自分に大きな活路を与えてくれるチャンスなのです。

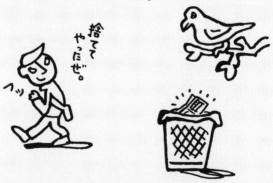

2 自分の悪口を言われていることを知った

Question.

ある日、自分は会社の同僚（もしくはクラスメイト）から、「○○さんが陰で自分の悪口を言っている」ということを聞いてしまいました。

その○○さんは別の同僚（クラスメイト）ですが、話によるとどうやら、自分がいないところでいろんな人に自分の悪口を言っているようです。

何かその人に嫌われるようなことをした覚えもないのに、どうしてそんなことを言われるのだろう……。と、嫌な気分で気持ちがふさいでしまいました。

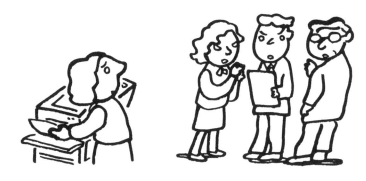

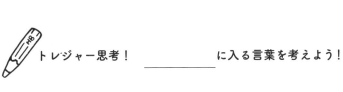

トレジャー思考！　＿＿＿＿＿に入る言葉を考えよう！

Answer.

悪口は＿＿＿＿＿＿＿＿＿＿と思えば良い

解答例1

悪口は 〝審判の時〟に備えた準備 と思えば良い

　人間みな、社会に出て死ぬまでに、大量の悪口にさらされることになります。一生誰とも揉めず、誰からも悪口を言われない人などいないのです。
　そして誰しも一度は、人生の修羅場と言える、「致命的なトラブル」に見舞われるもの。それは大事なものを守るための争いかもしれないし、世間・周囲からの大きな逆風・批難かもしれません。
　その時に潰れて人生が終わってしまうのか、耐えて解決できるのか。
　そのいずれ来る〝審判の時〟に備えて、今から悪口に慣れておいたほうが得なのです。
　「悪口耐性」は、誰からも悪口を言われていない環境では絶対に身につきません。〝審判の時〟になって、心が弱くてポッキリ折れてしまい、結局損をするのはその人なのです。
　「悪口」は、「悪口耐性」を上げられる機会、と変換すると、将来いつかやってくる大トラブルで破滅せずに済む、自分のための訓練というトレジャーにできるのです。
　つまり、悪口をただの嫌なものととらえるか、この「悪口耐性」を上げてくれるトレジャーととらえることができるかの差は大きいと言えるでしょう。

解答例2

悪口は　　**不幸を取り除くツール**　　と思えば良い

　悪口を言う者は自分自身の口を汚し、心を汚しているのです。それは、自分の口に泥を押し込んで飲み込んでいるようなもので、悪口を言えば言うほど心はよどみ、不幸な人生に近づいていきます。

　また、悪口は軋轢(あつれき)と不幸を生みます。

　仮に10人中1人だけが悪口を言う集団があったとします。そうすると、その集団が持っている不幸の割合は、10％ということになります。では、10人中10人が悪口を言う集団ではどうでしょう。その集団の不幸の割合は100％になってしまいます。

　悪口は、言った本人にとって、不幸な人生に近づくツールなのです。自分はそこからステップバックすれば、全体の不幸量が減る分、相対的に必ず幸せに近づけます。

　人の悪口を聞く度に、「自分は絶対人の悪口は言わない」と決意しましょう。その分だけ幸せに近づくはずです。

　他人の悪口は、自分の決意に転換すれば「不幸を取り除くツール」に使えるのです。

|解答例3|

悪口は　<u>自分が清々しく誠実に生きられるチャンス</u>　と思え
ば良い

（すがすが）

「正直に生きている」という充実感や満足感を得られるチャンスです。
　人間、なかなか自分のことを絶対的に判断することは難しく、相対的にしか見られない面があります。
　他人は悪口を言っていても、自分は言っていなければ、「自分は誠実に生きている」という充実感や満足感を、より具体的に覚えることができるのです。
「悪口→自分の"誇り"」に毎回変換するクセをつければ、マイナスをプラスに変えるトレジャーになり得るのです。

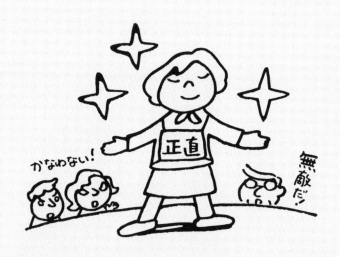

3 仕事・テストがうまくいかなかった……

Question.

自分が担当している仕事(もしくは学校のテスト)の成績が全然伸びない。

ミスばかりで、むしろできていることのほうが少ない(テストは40点)。

上司にも、「こんなこともできないのか！」と怒られてしまった。「自分は能力がないのか」と悲しい気持ちになって自分を責めてばかりだ……。

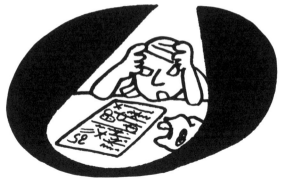

トレジャー思考！ ＿＿＿＿＿ に入る言葉を考えよう！

Answer.

できないことは＿＿＿＿＿＿＿＿＿＿＿＿＿＿＿＿である

| 解答例1 |

できないことは　__大成長のチャンス__　である

　できないことを見つけられた！「できる」に変えれば大成長のチャンス！

　そもそも赤ん坊（0歳）の時は全員何もできません。喋れない、歩けない、コミュニケーションがとれない……0点です。

　その0点の「何もできない」時から人間は、「自分のできないこと」を見つけてそれを「できること」に変えていくことで成長していきます。

　その0歳から誰でもやってきたことを、人間はどこかで止めてしまいます。止めた瞬間に成長は止まる、当たり前のことです。

　「できないこと」というのは本当は、自分を成長させてくれる「ラッキーなこと」であり、「宝」なのです。

　その「できないこと」に対するポジティブな気持ちを持ち続けられるかどうかこそが、唯一大事な成長のカギです。

　そもそも、この世にある仕事を何もかも一番にできる人間なんていません。大体ならせば人間なんて同じようなものであり、他の同僚たちは今の仕事では自分より上かもしれないが、他の仕事では自分よりできないこともあり得ます。

　ということは今のこの仕事の、自分の「できないこと」を「できること」に変えれば、総合的に他の同僚たちより活躍できる可能性がある！と、できないことを「大成長のチャンス」ととらえ、ポジティブに考えることが重要なのです。

解答例2

できないことは　成功の原材料　である

　解答例1からもつながる話ですが、実は成功の原材料とは「できないこと」なのです。
　成功をつかむためには、生まれたままの状態ではできません。そのためには、成功をつかめるレベルまで自分を成長させる必要があるのです。
　しかし問題は、成長するためにはさまざまな「できない」を「できる」に変えていくしかない、ということ。
　人間は会話・コミュニケーション・基本的なルーティンワークなどを、そこそこ「できる」ようになったら「できない」に目を向けることを止めてしまいます。
　だが、成功の原材料とは「できない」（将来の「できる」）にあるのだから、これでは絶対に成功をつかめないのです。
「できなくて嫌だ」というところに目を向けると辛いけれど、「"できない"→"できる"に変えるチャンスを一つもらえた！」と、ちょっと楽しく考えれば、感情的で非合理的な「成長ストップ」を避けることができます。
　つまり大事なのは、「できないこと」ではなく、「これからできるようになること」と認識することなのです。
　今できないことは、成功の原材料として楽しくとらえ、「なぜできないか？」→「次からこうすればできる！」と、「できる」に変えるように努力し続けることが、長期的な成功のカギなのです。

「解答例3」

できないことは
<u>５つ集めれば"大成功"に化ける「銀のエンゼル」</u>である

　失敗したことやできないことというのは、味なものです。それはいくつか重ねると、突然とてつもない成功をもたらしうるからです。
　世界的スターのジェニファー・ロペスも、初めはオーディションで何回も落ちたそうです。また、あのエイブラハム・リンカーンも、何度も落選したうえ事業にも失敗して病気にもかかり、そうして最後にはアメリカ大統領に選ばれました。革命的な発明である白熱電球を作るまでに数えきれない失敗を重ね続けたというエジソンもそうです。
　こういった大成功者たちに共通しているのは、「１回の失敗では何も起こっていない」こと。それでもめげずに努力していくうち、失敗がいくつか積みあがったところで、突然みな「大成功」に化けたのです。
　できないことや失敗があっても、めげずに努力していれば、それ１つでは何も起こらなくても、５つ集めればジェニファーやリンカーンのように大きな結果に化ける可能性もあります。
　つまり、失敗とは１回だけでは直接の価値を生まないが、いくつも集めると大成功をもたらしうる、森永製菓のチョコボールについている「銀のエンゼル」と同じようなものなのです。
　できないことがあっても、それは「銀のエンゼル」が１つ手に入ったと思って、めげずに頑張りましょう。努力を続けていれば、５つ集まったところで、とてつもない成果を生むかもしれないのですから。

4 階段から落ちて骨折した……

Question.

あなたは家の階段で突然足を滑らせ、そのまま落下、足を複雑骨折してしまいました。

医者から全治3ヶ月と言われ、それまでずっと松葉杖。

何をするにも不便で、もうこんな不便な生活になって1ヶ月が経つけれど、松葉杖がいらなくなるまでまだ2ヶ月もあります。

毎日強いられる長くて不便な生活に、「あの時、滑りさえしなければ。本当に、自分は何てツイていないんだろう……」と、落ち込んでいます。

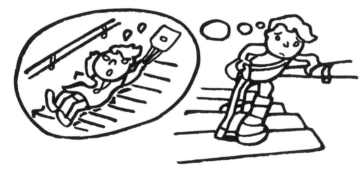

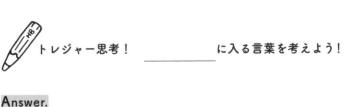

トレジャー思考！　_____ に入る言葉を考えよう！

Answer.

骨折で_____を得られた

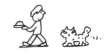

[解答例1]

骨折で 「防衛本能」という名の、一生の鎧(よろい) を得られた

　一度このような骨折の経験をすると、実は自動的に得られるものがあります。
　それは「防衛本能」です。
　骨折の記憶が自分の中に蓄積(ちくせき)され、その後は無意識のうちに同じことを繰り返すまいと日頃から注意するようになります。
　それによって大事故につながるような不注意、いわゆるヒヤリ・ハットをなくすことができ、小さな怪我(けが)から大きな怪我まで未然に防ぐことができるのです。
　本当の鎧は、鉄板でも防弾チョッキでもなく、「日頃から自分の身をかばう注意」によって成されるわけですが、これは気持ちだけではいく分どうにもならないこと。無意識の習性が必要なのです。
　将来の命に関わるような危険な事故（しかも複数回かもしれない）を、今回の骨折によって得られた無意識の「鎧」で未然に防げるのだから、相当得なトレードであると言えるでしょう。

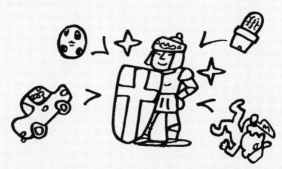

解答例2

骨折で "瞑想" の時間（静の時間） を得られた

　骨折で動けなくなることによって、実は得られる大変貴重なものがあります。それは「静」の時間です。

　自分にとって本当に価値ある時間とは、日常をこなす「動」の中だけではなく、例えば瞑想といったような「静」の時間の中にもあるのだ、という考えは重要なものです。あのスティーブ・ジョブズも瞑想を好み、己を高めるためによく行っていたといいます。

　実は瞑想とは、我々が想像するよりずっと、己の集中力を高めたり、嫌な気持ちやストレスをフッと消してくれる効果があるそうです。

　だらだらと無為に1時間過ごすのと、例えば瞑想に1時間取り組むのとでは、自分へのプラス効果で言えば後者のほうが遥かに高いのではないでしょうか。

　しかしそうは言ってもなかなか日々忙しく、やることも次々とたまっていれば、わざわざ立ち止まって瞑想でもしてみようかという気にはなりにくいものです。

　しかし、ここに現代人の落とし穴があります。

　人間はなまじ体を動かせてしまうから、持っている時間のすべてを「動」で埋め尽くしてしまい、なかなか「静」の時間を持てない、というのが現状です。

　手帳を活動予定とスケジュールで一杯にすることはあっても、毎日立ち止まって自分を省みたり、人生のことや、自分のやりたいことを深く

じっくり考える時間を作っているという人は少ないのではないでしょうか。

しかし、一日のすべてを「動」（行動）で埋め尽くすと、たいていはどこかにムダ、無意味な行動が出ます。

そのムダになっている「動」（例えば不要なミーティング、無為な交流会・パーティー、それに伴う往復など）に時間を費やすなら、その時間を瞑想などの「静」に有効活用したほうが、ムダが利益に変わり、全体的な人生のクオリティは向上すると考えられます。

つまり「静」の時間を充分に持てていない人というのは、その分、損をしているわけですが、これがなかなか骨折ぐらいのきっかけでもないと変わるのが難しい部分なわけです。

骨折して動けないことで、みなが持てずに損している、この貴重な「静」の時間を手に入れられたと思えば、ポジティブな気持ちも湧き、その時間を活用しようという気にもなるのではないでしょうか。

ちなみに骨折が治った後もこの「静の時間を持つ」を習慣にして続けていけば、結果的にこの先の人生で何十年分ものプラスを得られて、結局骨折しなかった人よりも遥かに得できますよ！

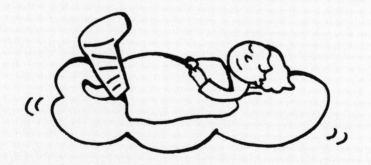

5 おみくじで大凶だった……

Question.

友だちと初詣でに行ったので、みなでおみくじを引きました。
あなたのおみくじだけ「大凶」。
そんなはずはないと思って続けて2度引きましたが、それも全部大凶。
自分は今年はダメなんだと思って、気持ちが萎縮(いしゅく)してしまいます……。

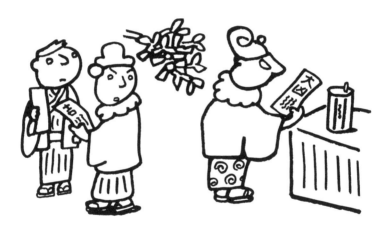

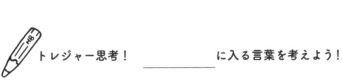

トレジャー思考！　＿＿＿＿＿に入る言葉を考えよう！

Answer.

これは＿＿＿＿＿＿＿＿＿＿＿＿と思えば良い

> 解答例1

これは　実害のないことで厄払いができて最高にツイている
と思えば良い

「厄払い」という話を耳にしたことはありませんか。悪いことがあると、それによってその年の悪い運を使い果たしたのでもう悪いことは起こらない、というような話です。

しかし悪いことで「厄払い」と言っても、不運なことにもいろいろあり、自分に実害があるような場合もあります。

しかし今回はただ「大凶」を引いたというだけで、別に何も失っていないし、差し出してもいないのです。

「厄払い」はなるべく自分に害のない形で行えるのに越したことはないけれど、そんな中でも、今回のような厄払いのパターンは最高です。

数百円のおみくじ代のみで、その他は出費・犠牲も一切ゼロ。

むしろ大凶を引かなかった友だちは厄払いできなかったのです。そう考えると、一番ツイているのは自分かもしれません。

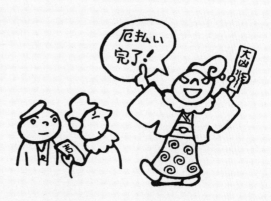

[解答例2]

これは　__自分は持っている人間だ__　と思えば良い

　よく、「持っている人間は振れ幅が大きい」と言います。良い時も悪い時も、とにかく絶対値・振れ幅が大きいのです。

　良いことが人より大きいのは良いし、悪いことや失敗も経験として「自分の身になる＝成長できる」ことを考えれば、振れ幅の大きい人間になれるに越したことはないでしょう。

　良いことも悪いこともない（＝振れ幅が小さい）というのが、成長の糧が何もなく、実は一番危険な状態なのです。

　ではどういう時にその「振れ幅」を確認できるかと言えば、まさしく今回の大凶です。

　別に大凶だからといってそのせいで災厄に見舞われるようなことはなく、この「大凶」くじが示すものは唯一、自分の「振れ幅」だけなのです。

　つまり、「大凶」というくじの意味は、「悪い運勢だ」ではなく、「あなたは振れ幅の大きな、持っている人です」ということなのです。

　実際に大凶を引いたならば是非、ただ「最悪だ」で終わらず、「神様から、『選ばれた、持っている人間』の認定が来たぞ！」と変換して、楽しく自分の中に落とし込んでみましょう。

解答例3

これは「これから先ずっと上がっていきますよ」のサインと思えば良い

　よく考えると、大凶というのは「今が一番最悪の時」、すなわち今が最低なら、これから先は今よりずっと上がっていくということ。「大凶」と言われると「悪い」の部分にしか目が行かなくなりがちですが、その裏には必ず「良い」の概念があり、「大凶」も裏を返せば、「これから先ずっと良くなっていく」という意味なのです。
　このように、一見見た目上悪いことがあったら、悪い部分をひっくり返して反対側にある「良い部分」を見てみると、パッと見は嫌に思えることもむしろ嬉しいことにすら思えてきます。
　数学でも、「最低」という概念には必ず、「すべてはそれより上」という対立概念が含まれます。
　「これから先ずっと上がっていく」なんて、素晴らしい話です。もしかすると「大吉」よりも良いかもしれません。
　一見すると嫌なことでも、この「対立発想」のトレジャー思考によって、楽しい話に変換できるのです。

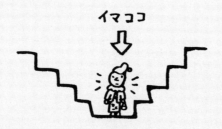

6 あなたの悩みは何ですか？

　今までの「トレジャー思考」の要領で、下の＿＿＿＿の上に自分の今の悩みを書いて、その裏に潜むトレジャー思考を掘り起こして変換しましょう！

あなたの悩みを書いてみよう！

―――――――――――――――――――――――――――――――――

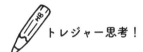トレジャー思考！

それは＿＿＿＿＿＿＿＿＿＿＿＿＿＿＿＿＿＿＿＿＿＿＿と思えば良い

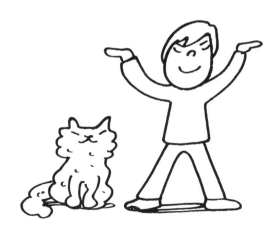

おわりに

磨けばつかめる「幸せ」は、運だけで決まる「幸せ」よりもずっと多い

　4つの「幸トレ」はいかがでしたでしょうか。
　本書を終えたあなたの脳には、新しいスイッチが入り、すでに「幸せをつかむ脳」へと成長していることでしょう。
　この「幸せ脳トレーニング」は、人生における究極の目的とも言える、「幸せをつかむこと」ができるように脳を鍛えるトレーニングです。実際、「脳のパフォーマンス」と「幸せの量」には、密接な関係があります。
　例えば、会社の仕事でもそうです。
　頭のキレが良く結果を出せる人ほど、昇進して暮らしが豊かになるというのは、「脳の力」と「幸せの量」が相関している、一番身近な例です。
　また、他者とのトラブルが起こった時に、ポジティブ思考で乗り切れる人と、ささいなことですぐ落ち込んでしまう人とでは、人生における幸せの程度が大きく異なります。
　他にも、飲み込みが速くて要領が良い人ほど自分の時間をたくさん作れる、記憶力が高いほうが「うっかり」が減って信用を失わずに済み、人間関係が円滑になる……など、「脳の力」と「幸せの程度」が関係する例は、挙げていけばキリがありません。

　幸せには、「やってくる幸せ」と「つかみとる幸せ」の2種類があります。「幸運」という言葉もあるように、多くの人が「幸せ」について考えた時、イメージするのは「やってくる幸せ」のほうではないかと思います。でも、より重要なのは「つかみとる幸せ」のほうです。
　なぜなら、こちらは実際に自分の力で変えられるからです。
　「幸せをつかむ」という言葉が、ガツガツして嫌な感じに聞こえたとしたら、すぐにその認識を変えましょう。

すべての幸せを自分の力でつかめるわけではありませんが、自分の力で変えられる範囲というのは、われわれが思っているよりもずっと大きいのです。つまり、磨けばつかめる「幸せ」は、運だけで決まる「幸せ」よりも圧倒的に多いのです。
　本書を終えた今、あなたの脳は強くなり、より大きな幸せをつかめる「幸せ脳」へと成長しているでしょう。

成長することを忘れなければ、幸せは無限につかめる

　生きるうえで、望む幸せを得るために重要なことは、「必要な能力は何か」を分析し、それを日々、トレーニングしていくことです。
　本書では、その中で特に重要な、「コミュニケーション」「信頼度」「要領の良さ」「前向きな心」の４つの柱で、おのおのの力を上げるためのトレーニングを行いました。
　時間を作り、人づき合いを上手にし、常に前向きな心でいられる。
　これら「必要な能力」を高めることが、自分の望む幸せをより多くつかむための秘訣なのです。
　４つの「幸トレ」の中で、気に入ったものがあったら、ぜひ普段の生活の中で、ちょっと試してみてください。
　知らない単語があったら調べて、積極的に会話の中で使ってみる。
　家族と一緒に、数字や言葉を覚える、ちょっとした記憶ゲームをしてみる。
　新聞を「スマート・ラン」で読んで、大事なところだけ取り入れる。
　嫌なことがあったら、「トレジャー思考」でいい面を見つけようとする。
　日常に１スパイスを加えるだけで、あなたの「幸せをつかむ脳」は、さらにどんどん成長していくことでしょう。
　世界を広げ、もっと幸せになるカギは、日常の中にあふれています。
　本書をきっかけに、あなたの「幸せ脳」が、より豊かに開花していくことを祈っております。

岩波邦明

岩波邦明（いわなみ・くにあき）
1987年横浜市生まれ。東京大学医学部卒。大学在学中に「岩波メソッド ゴースト暗算」を開発。書籍化された同シリーズが累計65万部を突破し、若き教育家として一躍注目を浴びる。ルイ・イーグル株式会社を設立、執筆・講演・講義活動、TV出演、教育コンテンツやゲーム開発など、多方面で活躍している。著書に「オンリーワン」シリーズ（ポプラ社）、『人生が豊かになる〈岩波メソッド〉チェイン記憶術』（プレジデント社）などがある。

押田あゆみ（おしだ・あゆみ）
銀行員、ラジオパーソナリティー、広告代理店のCMディレクター等を経て、ルイ・イーグル株式会社広報部長。福祉活動では、10年間続けたチャリティーで社会福祉協議会から団体表彰される。

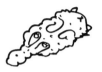

岩波メソッド　幸せ脳トレーニング

2015年1月20日　第1刷発行

著者　岩波邦明・押田あゆみ
発行者　見城 徹

発行所　株式会社 幻冬舎
〒151-0051 東京都渋谷区千駄ヶ谷 4-9-7

電話　03（5411）6211（編集）
　　　03（5411）6222（営業）
振替　00120-8-767643
印刷・製本所　図書印刷株式会社

検印廃止

万一、落丁乱丁のある場合は送料小社負担でお取替致します。小社宛にお送り下さい。本書の一部あるいは全部を無断で複写複製することは、法律で認められた場合を除き、著作権の侵害となります。定価はカバーに表示してあります。

©KUNIAKI IWANAMI, AYUMI OSHIDA, GENTOSHA 2015
Printed in Japan
ISBN978-4-344-02717-6 C0095
幻冬舎ホームページアドレス http://www.gentosha.co.jp/

この本に関するご意見・ご感想をメールでお寄せいただく場合は、
comment@gentosha.co.jp まで。